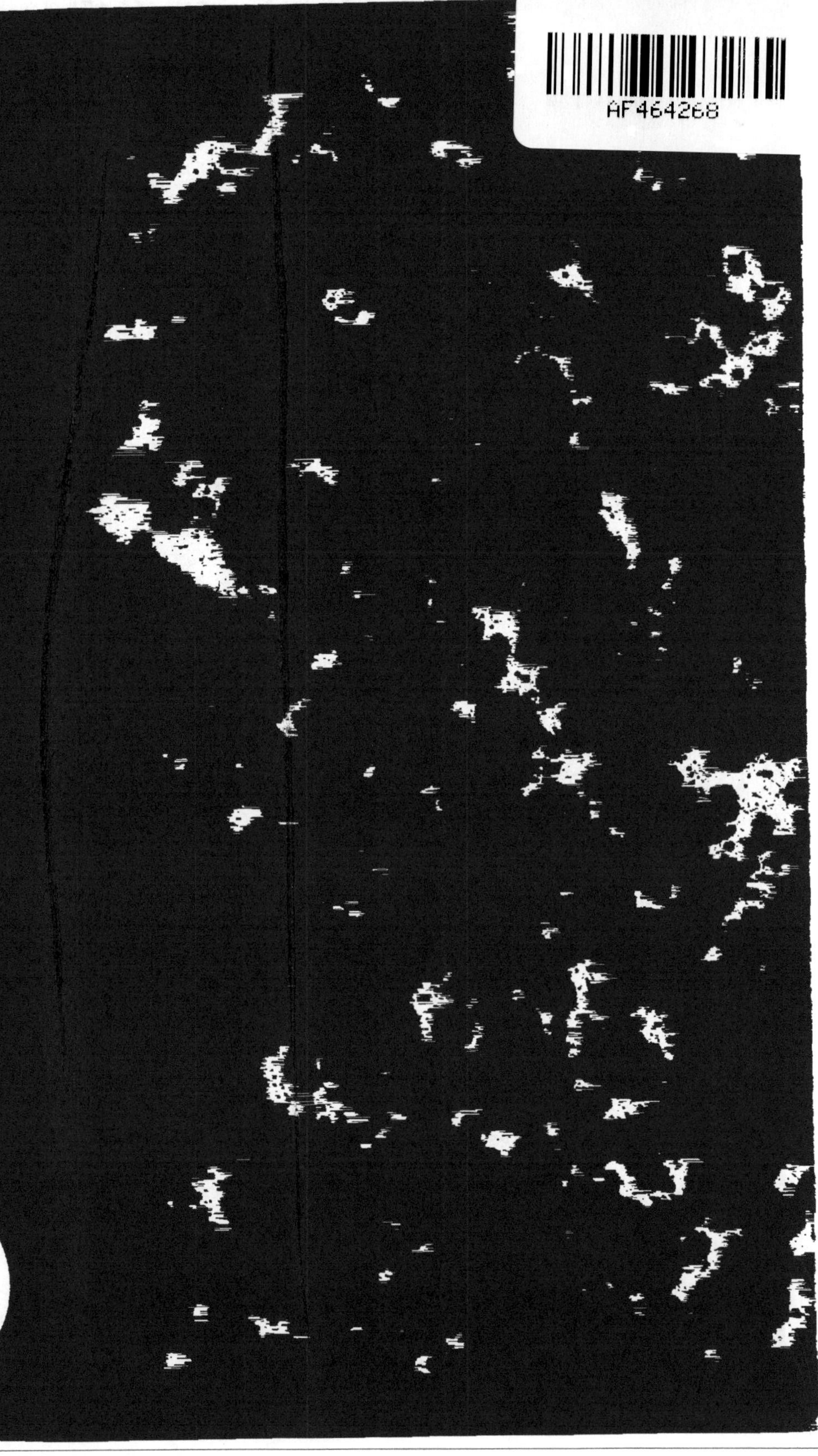

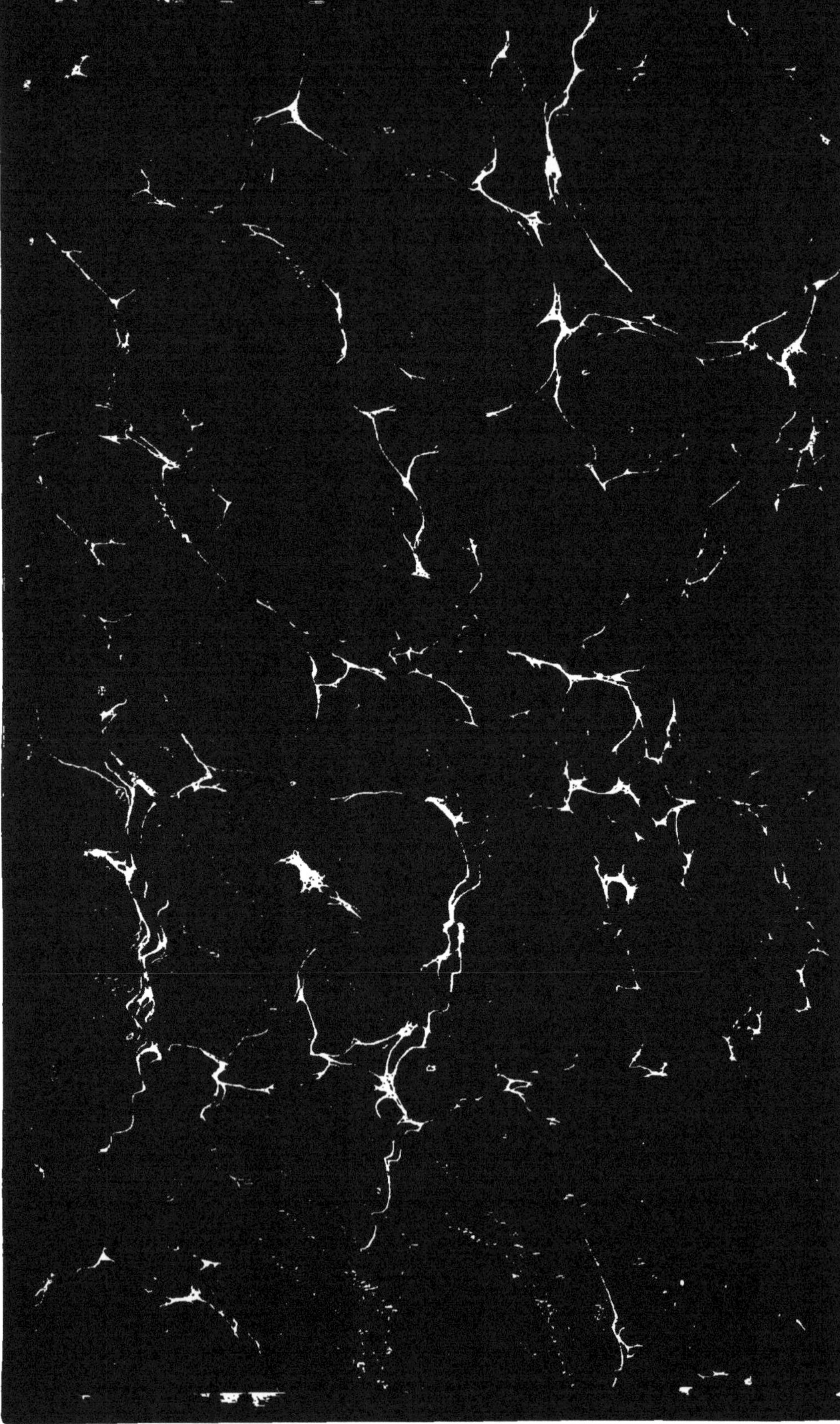

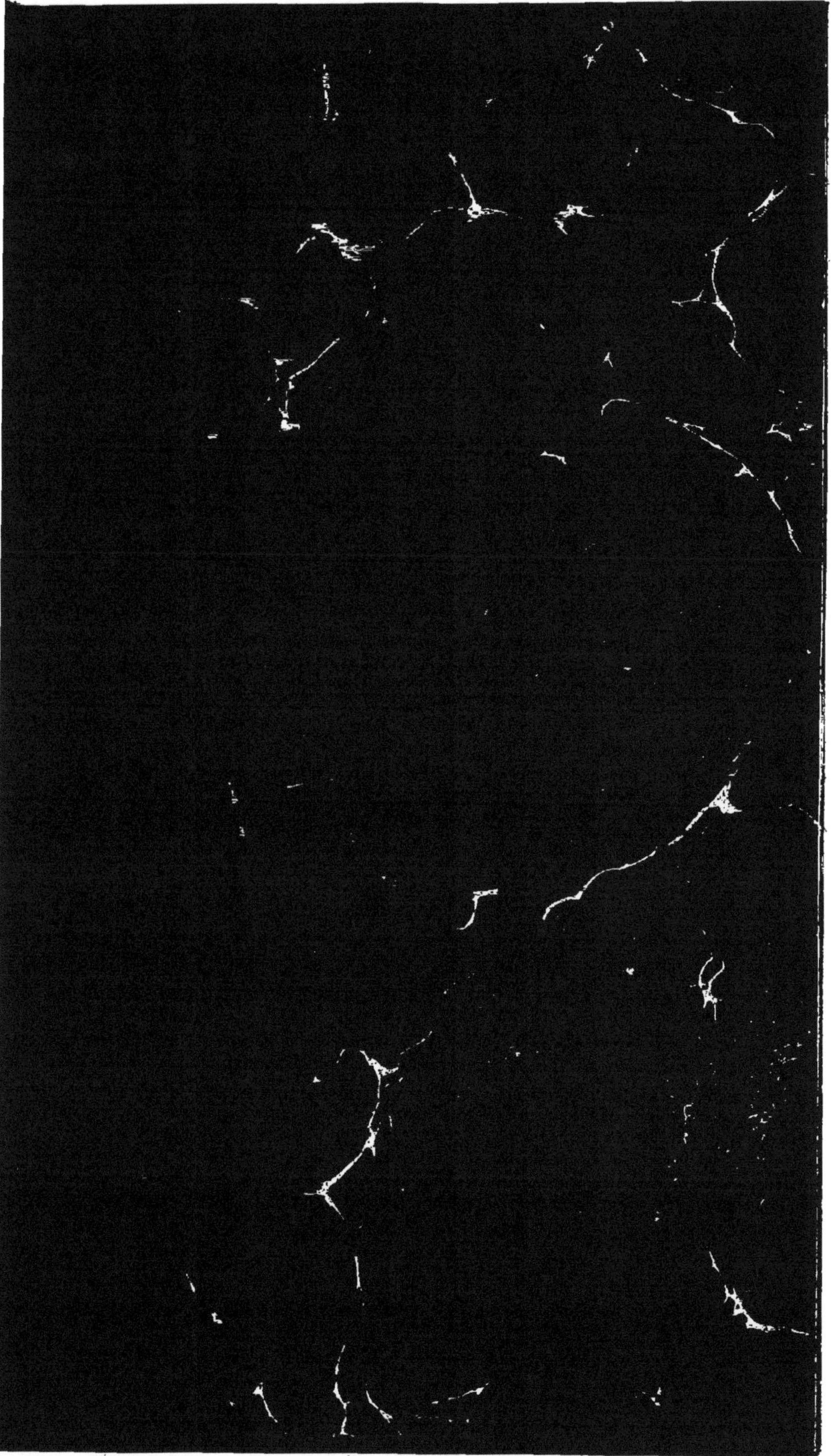

EXAMEN
SANITAIRE.

EXAMEN SANITAIRE,

D'APRÈS LEQUEL

TOUT INDIVIDU POURRA CONNAITRE EN DÉTAIL ET AVEC PRÉCISION

Quelles sont les vraies causes d'insalubrité tant générales que locales et personnelles au milieu desquelles il vit, lesquelles, à chaque instant, menacent et peuvent compromettre sa santé, son existence, ainsi que celles de sa famille ; d'après cet EXAMEN aussi, chacun pourra apprécier et appliquer convenablement toutes les mesures de salubrité ou d'hygiène, qui, bien dirigées, deviennent préservatives et curatives de toutes contagions, de toutes infections, de toutes épidémies, sans même en excepter le CHOLÉRA-MORBUS INDIEN OU ÉPIDÉMIQUE.

PAR J. F., D. M. P.

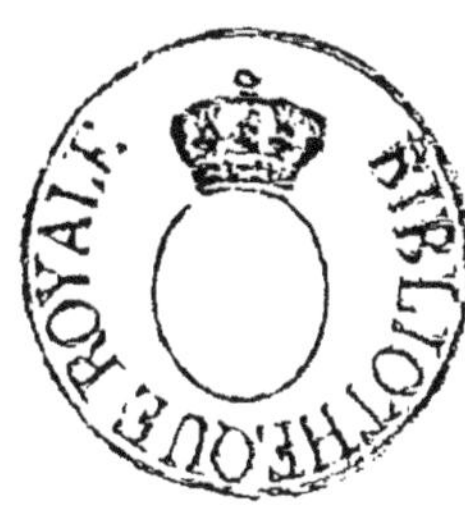

Donc toutes choses étant causées et causantes, aidées et aidantes, médiatement et immédiatement, et toutes s'entretenant par un lien naturel et sensible qui lie les plus éloignées et les plus indifférentes, je tiens impossible de connaître les parties, sans connaître le tout, non plus que de connaître le tout, sans connaître en détail les parties.

PASCAL, *Art.* 6, *Pensée XXVI.*

AU PROFIT DES MALADES INDIGENS.

METZ,

CHEZ P. WITTERSHEIM, IMPRIMEUR, PLACE DE CHAMBRE, N°. 17,
ET CHEZ TOUS LES LIBRAIRES.

1832.

INTRODUCTION.

Ma première pensée était d'abord d'insérer simplement quelques réflexions hygiéniques ou de salubrité locale dans les journaux de la Moselle ; mais ces réflexions, en se succédant et en naissant les unes des autres, se sont multipliées et étendues bien au-delà de la mesure que pouvaient comporter leurs colonnes : c'est ce qui m'a décidé à les réunir, à en faire la matière d'un petit travail spécial, et à lui accorder les honneurs de la brochure.

D'ailleurs, la manière rapide, souvent légère, incomplète, avec laquelle on lit un journal presque quotidien, aurait nui à l'intérêt du sujet, si grandement accru par le fait des circonstances relatives au *choléra-morbus*, qui maintenant nous menace d'assez près pour y penser très-sérieusement ; manière de lire qui serait peu propre à me rapprocher du but que j'essaie d'atteindre. Ce but, c'est d'avertir les classes diverses de la Société, depuis les premières jusqu'aux dernières, que dans tous les temps et à bien plus forte raison maintenant qu'il est de l'intêret vrai et bien compris de tout le monde en général, comme de chaque individu en particulier, de mettre tout en œuvre pour améliorer l'état sanitaire tant public que privé ou personnel de toutes les localités, de toutes les familles, quelqu'étendues, quelques nombreuses, quelques circonscrites ou petites qu'elles soient.

Ce but, c'est aussi de chercher à bien convaincre tout le monde qu'aucun individu ne peut refuser ou négliger de coopérer de toute son influence personnelle, de toute celle que lui donne sa fortune, son rang, sa place, sa profession, en un mot, sa position sociale, à l'exécution, à l'application constante, exacte, je pourrais dire même minutieuse des mesures de salubrité que les circonstances particulières actuelles réclament ou commandent plus ou moins impérieusement selon les lieux; on risquerait de compromettre singulièrement ses plus chers, ses plus vrais intérêts, ceux de sa famille, de ses amis, de tous ses concitoyens, c'est-à-dire, de compromettre, santé, existence, jouissances de la fortune ou toutes autres, bonheur, bien-être de soi-même, des siens et de tous les autres habitans.

Ce but enfin est de m'efforcer à seconder ceux de mes concitoyens qui, en ce moment, s'occupent activement de l'amélioration sanitaire de ce pays, de cette ville; et si je me suis déterminé à publier mes remarques, observations et réflexions à ce sujet, malgré les nombreux écrits et instructions que chaque jour voit naître sur les mesures de salubrité à prendre à l'occasion du choléra, et sur cette épidémie en général, c'est parce que je juge la matière assez grave, assez importante pour mériter d'être examinée et envisagée sur toutes ses faces de tous les points de vues, et dans tous ses rapports avec les diverses localités, les diverses classes d'habitans ; c'est parce que je crois qu'il faut se hâter et s'efforcer d'établir dans tous les esprits, la conviction aussi entière et profonde que possible, que l'insalubrité, sous toutes les formes qu'elle se présente (et elles sont nombreuses), est une des causes les plus communes, les plus puissantes des diveres maladies ; une des circonstances les plus favorables au développement, à la propagation, à l'intensité du choléra, les plus propres à étendre ses ravages, à multiplier ses victimes et à faire naître, à entretenir et prolonger les autres maladies qui le suivent ou lui succèdent ; c'est parce que, d'après une pareille conviction une fois établie dans la généralité des esprits, il me paraît tout simple de penser que chacun se persuaderait aussi bientôt que des mesures sanitaires qui seraient mises en pratique par tout le monde, seraient par conséquent et nécessairement les premiers comme les plus puissans et même les seuls vrais moyens préservatifs de cette terrible maladie, ainsi que de la plupart des autres affections ; moyens qui font toujours partie essentielle, indispensable, de tout traitement préservatif et curatif raisonné.

C'est parce que je suis persuadé qu'il ne suffit pas, pour établir une pareille conviction dans des esprits aussi divers, de dire simplement que telle et telle chose existe, que telle autre doit être ainsi ; mais qu'il faut sans cesse le répéter de mille et mille manières, le représenter à la réflexion sous une infinité de formes variées, le prouver en faisant, si je puis ainsi dire, *sauter aux yeux, toucher au doigt*, la vérité à chacun, surtout lorsque cette vérité contrarie une infinité de goûts, de penchans, d'habitudes, de plaisirs, etc. ; c'est, parce qu'enfin il me paraît que cette conviction générale de la nécessité pour tout le monde de se prêter avec zèle, avec persévérance à toutes les pratiques sanitaires convenables, doit remplacer chez nous l'obéissance passive aux gouvernemens absolus; laquelle, quoiqu'on puisse dire, est d'un merveilleux effet dans les temps de calamités publiques, quand on a besoin, pour y mettre fin, de beaucoup d'ordre, de précision, d'énergie, de célérité dans l'application, dans la direction des mesures dirigées contre ces calamités. Et les Romains, en pareilles occasions, tout jaloux qu'ils étaient de leur liberté sous la république, ne manquaient pas de revêtir un citoyen d'un très-grand pouvoir auquel chacun se soumettait sans résistance. Je le répète, il faudrait donc que chez nous, la persuasion remplaçât l'effet de cette sorte de pouvoir dictatorial, si le choléra nous atteignait ; car s'il en était autrement et que chacun ne fût pas persuadé, pénétré de la nécessité de se soumettre à toutes les mesures sanitaires réclamées par les circonstances, quelques rigoureuses qu'elles puissent paraître, ne pouvant point contraindre pour un grand nombre de ces mesures, il en résulterait un désordre, un défaut de précision, une négligence, tels qu'ils rendraient tout illusoire sous ce rapport, et peut-être même dangereux ou nuisible. Certainement, rien n'est plus sacré, rien n'est plus précieux que la véritable liberté; mais il ne faut pas non plus se faire une entière illusion à son sujet; car elle a bien un peu aussi son côté faible, comme tout ce qui tient à l'humanité, et particulièrement quand elle est encore jeune et nouvellement établie.

Je n'ignore pas que le moment n'est plus guère favorable pour se faire écouter sur cette matière, pour exciter et fixer toute l'attention que ce sujet mérite et réclame, pour entraîner et établir une conviction telle qu'il vient d'être dit; je sais que l'impression causée par la frayeur ou la crainte d'être attaqué du choléra, a subi le même sort que toutes les grandes et vives impressions qui, depuis dix huit mois, se sont succédées avec rapidité, qui, tour à tour ont absorbé et occupé exclusivement les imaginations, grandes impressions qui semblaient se pousser, se détruire l'une par l'autre. Je sais que cette crainte de l'épidémie se trouve en ce moment, si non entièrement passée, du moins très-affaiblie, ce qui serait sans contredit un bien grand bonheur, s'il n'en ressortait pas l'inconvénient, le danger de fortifier la négligence, l'indifférence auxquelles on est déjà si naturellement enclin, à l'égard des précautions et mesures sanitaires préparatoires et de détail à prendre pour se préserver, si on le peut, de cette maladie épidémique si grave, si promptement mortelle ou pour en arrêter les progrés, si, enfin, il n'est pas possible de l'éviter.

Comme on peut s'en convaincre si on y fait attention, en ce moment tout s'use, tout passe instantanément; choses et hommes, tout se trouve rapidement entraîné, emporté, et en quelque sorte dévoré par le mouvement que la dernière révolution a imprimé aux événemens qu'elle a fait naître, qu'elle a fait éclater ou qu'elle a trouvés. Enfin, plus que jamais, le monde est une vraie fantasmagorie. Je le répète, la frayeur du choléra a paru et disparu à son tour, aussi rapidement que tout le reste, quoique cette épidémie soit bien certainement un des événemens les plus graves de cette époque; car enfin, quoiqu'on en dise et qu'on répète sans cesse que cette maladie est loin d'être aussi dangereuse qu'on la croyait d'abord, puisqu'elle n'atteint qu'une faible proportion de la population; que moitié ou à-peu-près seulement de ceux qu'elle affecte, succombent; que c'est parmi les classes nécessiteuses et ouvrières qu'elle exerce plus spécialement ses ravages, etc.; mais n'est-ce donc rien qu'en six semaines, à Vienne, par exemple, 2,225 individus, des deux sexes, de divers âges, de différentes conditions, aient été atteints de la maladie, et que 995 en soient morts; qu'en cinq semaines, à Berlin, il y ait eu 2,025 malades et 1,281 décès (1)? Et n'y en aurait-il eu que le quart de ces nombres, ne serait-ce donc pas déjà calamiteux? Faudrait-il donc, pour qu'on le regardât comme tel, et pour prendre des mesures éner-

(1) *Gazette d'Augsbourg*. — *Gazette d'état de Prusse*, 7 novembre 1831. *Le Temps*, 15 novembre même année.

giques, qui seules, contre de pareilles calamités peuvent opérer quelque bien, que la moitié ou les deux tiers des habitans d'une ville en fussent successivement affectés, que la mort frappât la presque totalité des malades, et que ce fût au contraire les sommités sociales ou les habitans qui vivent dans l'aisance qui fussent plus spécialement attaqués?

Eh! sans doute, les classes supérieures et moyennes de la société ont plus de facilité de se garantir de l'atteinte du choléra, et peuvent avec beaucoup plus de raison espérer de l'éviter; cependant, jamais personne ne peut être entièrement assuré qu'il en sera préservé, qu'il n'en sera pas victime, n'importe dans quelle condition sociale on puisse se trouver.

On pourrait même regarder comme une double calamité que ce fût surtout contre les classes ouvrières, indigentes et malheureuses que le fléau destructeur dirigeât plus ses fureurs, puisque cela multiplierait le nombre des veuves, des orphelins, des malheureux sans aucune ressource, dont le travail d'un père, les soins d'une mère, étaient les seuls moyens d'existence; car, on sait que cette partie de la population fournit les plus nombreuses familles, et que ce serait encore joindre des maux nouveaux à d'autres maux qui dès lors seraient sans compensation.

Il ne faut certainement pas se laisser aller et emporter à une frayeur, à une pusillanimité exagérée, irréfléchie; mais on doit encore moins s'entretenir dans une trop grande et trop confiante sécurité, dans une apathique indolence ou indifférence qui peuvent entraîner les conséquences les plus funestes.

Sûrement, tout porte à penser que si le choléra arrivait jusqu'en France, son intensité, sa gravité, le nombre de victimes serait, il faut bien l'espérer, *encore moindre* que dans les autres pays ; mais le nombre de malades et la mortalité, ne dussent-ils être que le quart ou le cinquième de ce qu'ils ont été partout ailleurs, encore faudrait-il s'occuper sérieusement, et s'attacher sans relâche à faire disparaître toutes les causes d'insalubrité, susceptibles d'être détruites, et qui pourraient tendre à ajouter à l'intensité, à la durée, à l'extension de la maladie ; et lorsqu'on se tient au courant de tout ce qui a été écrit et dit, ou à-peu-près, sur cette contagion, que par là on suit sa marche dans tous les pays qu'elle a parcourus et qu'elle parcourt encore, on reste intimement persuadé, ainsi que je l'ai annoncé, qu'aucune contrée ou localité, qu'aucun individu, de quel âge, de quel sexe, de quel rang, de quelle condition sociale que ce soit, ne peut raisonnablement s'en croire entièrement à l'abri, et négliger sans une grande imprudence, sans courir beaucoup de risques, les moyens de salubrité que prescrit l'hygiène, ou moyens propres à la conservation de la santé.

Or, dans cet état d'incertitude pour tout le monde, à cet égard, je ne peux trop le redire, tout le monde se trouve donc très-sérieusement intéressé à tout faire, pour que les influences malsaines, locales, individuelles, en se réunissant aux influences générales, essentielles, par lesquelles se propage l'épidémie, ne viennent pas, ainsi qu'il a déjà été dit, ajouter à sa gravité, à ses terminaisons funestes, à sa durée, à ses moyens de propagation, etc. ; car pour peu que cette maladie ait quelque durée, quelque intensité dans un pays ou dans une ville, je le demande, qui de ceux des habitans qu'elle épargne n'a point à pleurer, à regretter quelques parens, amis ou bienfaiteurs ?

Ce que je dis ici à l'égard du choléra-morbus, peut très-bien aussi s'appliquer à tous les genres d'épidémies, et même souvent aux maladies isolées ou *sporadiques*, c'est-à-dire individuelles.

J'adresse donc ces réflexions d'hygiène et de salubrité à tout le monde indistinctement ; je désire les voir arriver et pénétrer au milieu, au sein de la généralité des familles, et y rester, pour qu'elles puissent servir au besoin à éclairer, à guider les chefs, les membres de ces familles, les classes nécessiteuses et ouvrières, particulièrement dans la direction, dans l'application des moyens à employer pour assainir leurs demeures, pour y entretenir la salubrité autant que les localités peuvent le comporter, pour que ces réflexions, dis-je, puissent enseigner aux lecteurs, quel est le régime de vie le plus salubre, le plus propre à l'entretien de la santé dans les diverses situations sociales ; enfin, pour qu'elles puissent convaincre chacun, et particulièrement les chefs de famille, qu'ils ont, sous le rapport sanitaire, un véritable devoir de conscience à remplir, et plus spécialement encore en ce moment, que l'accomplissement de ce devoir est, non seulement un acte de bon citoyen, de bon fils, de bon époux, de bon père, de bon ami, de bon maître, mais encore que cet acte rentre dans tous leurs intérêts de cœur et de fortune, et s'y trouve intimement lié.

Pour rendre ces vérités plus accessibles à la conception et à la conviction de chaque individu, enfin, pour que ces réflexions qui ne tendent qu'à les démontrer, puissent faire quelque bien pratique sous le rapport sanitaire, cette petite brochure sera mise à un prix très-faible, afin que tout le monde soit à même de se la procurer, si l'on en a la volonté. J'ai cherché en outre à lui donner une direction doublement utile, en la rendant l'occasion d'un acte de bienfaisance générale, c'est-à-dire, en consacrant le produit de la vente à secourir les indigens affectés du *choléra-morbus* ou de toutes autres maladies (si nous sommes assez heureux pour être à l'abri de cette terrible affection), en versant ce produit dans la caisse du bureau de charité ou des établissemens hospitaliers de la ville de Metz.

EXAMEN SANITAIRE.

Première Partie.

CAUSES D'INSALUBRITÉ.

L'HYGIÈNE, cette partie si importante de la science de l'homme, la première, la plus essentielle des sciences médicales, celle qui a pour objet spécial l'étude, la connaissance et l'application des moyens préservateurs des maladies, ou conservateurs de la santé tant publique que particulière; l'hygiène, dis-je, ne pourra complétement atteindre son véritable but, que quand les diverses, les principales connaissances qu'elle embrasse, seront devenues assez générales, assez populaires, si non, sous le rapport de la théorie et du raisonnement, du moins sous celui de leur application, de leur pratique dans la vie journalière et assez répandues, assez communes pour qu'elles fassent partie essentielle, partie constituante des mœurs, des usages, des inclinations, des goûts, des habitudes, des besoins, de l'éducation des classes peu aisées et laborieuses, aussi bien que des autres conditions de la Société.

Seulement alors les populations verront en grande partie disparaître les maladies, les infirmités, les maux encore bien nombreux, bien variés, qui journellement les affligent, et notamment les épidémies, qui de temps en temps viennent encore les épouvanter, quelquefois les ravager, les décimer. On peut d'autant mieux prévoir et espérer, que la civilisation, par sa marche croissante et progressive, portera l'hygiène pratique à ce dernier degré de perfection dans toutes les classes du peuple, que déjà l'expérience journalière nous fait voir les maladies individuelles ou isolées dites *sporadiques*, comme les maladies épidémiques, contagieuses ou non, perdre réellement en nombre, en gravité, en fréquence, par la bienfaisante influence des progrès théoriques et pratiques que l'hygiène a fait depuis plus d'un demi-siècle.

En effet, les affections épidémiques qui, de temps en temps s'établissent et règnent sous nos latitudes tempérées, n'entraînent plus avec elles en général, cette effrayante mortalité, qui, autrefois, les accompagnait presque toujours; on peut même en dire autant des diverses maladies individuelles ou *sporadiques*.

Cette diminution dans la fréquence des épidémies et des autres affections, dans leur caractère de gravité, dans leur durée, dans le nombre des victimes qu'elles font, ne peut dépendre que d'une meilleure hygiène, et quoiqu'on en puisse dire d'une médecine plus efficace.

Mais si, sous le rapport de l'application et de la pratique des préceptes et des règles de l'hygiène, nous avons considérablement gagné, il reste pourtant encore à ce sujet, une infinité d'améliorations à obtenir, d'erreurs à détruire, de préjugés à combattre; et cela dans tous les rangs de la population, pour mettre notre pays dans une situation sanitaire et de salubrité qui le garantisse, sinon entièrement de toutes espèces d'épidémies, du moins, qui rende de jour en jour plus rares, moins graves, de moindre durée, d'abord les épidémies, puis les diverses maladies que, pour ainsi dire, chaque saison semble faire éclore. On en voit encore chaque année en plus ou moins grand nombre, ayant un caractère plus ou moins grave, se répandre sur quelque partie de la population, telles que, par exemple, les diverses fluxions de poitrine, soit *pleurésie*, soit *pneumonie* ou inflammation des poumons, soit *branchites*, *angines* de différentes espèces ou les divers genres de rhumes, de maux de gorge, les nombreuses affections du ventre, soit par irritation inflammatoire, altération ou augmentation, diminution des humeurs du ventre, soit par irritation nerveuse, etc., les affections rhumatismales goutteuses et les diverses maladies éruptives, comme *variole* ou petite vérole, *varicelle*, *varioloïde* ou petite vérole volante, la rougeole, la *scarlatine*, ou le pourpre, les érysipèles, les fièvres d'accès dites intermittentes ou rémittentes.

Mais c'est particulièrement contre le choléra et toutes les maladies qu'il traîne à sa suite, comme maladies nerveuses, typhus, etc., qu'il serait urgent que, dans chaque famille, dans chaque maison, on prît à l'avance des mesures sanitaires détaillées, proportionnées, établies et entretenues d'après les besoins, d'après les dispositions des localités, et subordonnées à la situation sociale des familles, des individus. Et, afin que l'épidémie sévisse avec moins de fureur sur les classes indigentes et malheureuses, qui, d'après tous les rapports faits sur ce fléau, lui servent en quelque sorte de première pâture, deviennent sa proie de prédilection, par suite des circonstances hygiéniques malfaisantes, insalubres, au milieu desquelles cette partie de la population vit et se trouve constamment placée, les classes aisées et opulentes devraient se réunir, faire les sacrifices nécessaires d'argent, de temps, de soins, de surveillance et d'enseignemens journaliers à cet égard, pour améliorer la condition sanitaire de ces classes laborieuses et nécessiteuses.

J'espère démontrer dans le cours de ce travail, qu'il est de l'intérêt bien compris des citoyens riches ou à leur aise, d'en agir ainsi : que leur santé, leur existence personnelle et celle de leurs familles, sont intéressées à ce que les classes indigentes ne deviennent pas un foyer d'infection, de contagion, ainsi qu'il arrive si souvent dans les temps d'épidémie, quelqu'en soit le caractère.

L'économie la mieux entendue, la meilleure, est de faire largement, à temps opportun, les sacrifices que les circonstances réclament. Relativement à ce qui reste encore à faire chez nous, sous le point de vue de salubrité, ce n'est certainement ni l'instruction ni les connaissances positives ou réelles en matière d'hygiène qui nous manquent; assez d'hommes laborieux et savans s'occupent sans relâche de cette science, lui font faire des progrès nombreux et journaliers, quant aux préceptes, aux règles ou pratiques qu'elles enseignent pour améliorer jusqu'à perfection entière de la situation sanitaire d'un pays. Mais, s'agit-il de l'application, de la mise en pratique de ces préceptes, principes ou règles, d'après les dispositions ou facultés de chaque localité, de chaque individu, c'est tout autre chose; les progrès alors suivent de très-loin ceux de la science; souvent ils sont d'une lenteur désespérante, nuisibles et funestes, dans les campagnes, dans les quartiers populeux et indigens des villes. Le plus ordinairement ici, l'habitude routinière, les préventions, les idées fausses, l'emportent sur les conseils d'une raison éclairée, savante et expérimentée. Le mal, à ce sujet, réside et prend sa source d'une part, soit dans une profonde ignorance, insouciance, incurie, dans les préjugés, le faux savoir de bien des gens, soit dans un défaut d'ordre, de méthode, d'arrangement, ou dans un laisser-aller, dans les habitudes, les goûts de malpropreté de beaucoup de monde ; souvent dans l'immoralité, l'inconduite, la cupidité, l'égoïsme, la mollesse, la paresse d'un assez grand nombre, etc., tout autant de circonstances qui sont plus particulières, les unes aux classes opulentes ou aisées, les autres aux classes ouvrières et malheureuses ; et plusieurs, qui sont communes à toutes circonstances, qui deviennent autant d'obstacles et qui très-souvent rendent fort difficile, par fois impossible, l'exécution des mesures sanitaires, fussent-elles préscrites et dirigées par une administration éclairée, la mieux intentionnée, la plus habile et la plus dévouée à l'intérêt général, au bien-être du peuple.

Une autre source d'insalubrité, pour nos villes et nos campagnes, se trouve dans les dispositions *géographiques* et *topographiques* des pays, contrées villes, bourgs, villages, maisons isolées, dans l'influence du climat, dans celle des saisons, des variations atmosphériques, c'est-à-dire, dispositions et influences qui se rapportent à la conformation, à la configuration ou à la composition intérieure du sol, à tout ce qui concerne les fleuves, rivières, ruisseaux, lacs, marais, mers et autres eaux, stagnantes et courantes qui le traversent ou qu'il renferme, à ce qui concerne les montagnes, coteaux, vallées, forêts, degré de longitude, de latitude, direction des vents, surtout ceux dominans, l'état *barométrique*, *hygrométrique* et *thermométrique* de l'air atmosphérique, c'est-à-dire, ce qui est relatif à son poids, à l'humidité qu'il contient et à sa température ou degré de chaleur, dispositions et influences qui se rapportent en outre à la nature des eaux qui servent à abreuver les populations et les animaux, aux mœurs, usages, penchans, caractères, habitudes, religions, organisation sociale des peuples, à la manière de se nourrir, de s'habiller, aux divers genres d'habitations, aux professions, enfin aux innombrables productions de la terre qui constituent les trois règnes, *animal*, *végétal* et *minéral*.

Il est aussi une 3e. source d'insalubrité, non moins féconde et efficace que les deux premières, c'est celle qui résulte du peu d'attention, de l'indifférence ou ignorance, incapacité en matière d'hygiène et d'administration sanitaire, avec lesquelles, depuis long-temps, toute la hiérarchie administrative, à partir du sommet jusqu'au dernier degré, semblait agir sous le rapport des mesures mêmes les plus ordinaires, les plus communes et urgentes de salubrité et d'hygiène publique. Elle paraissait être plongée dans un engourdissement complet à cet égard, surtout dans certaines localités. Aujourd'hui, tout semble vouloir se ranimer dans l'administration sous ce point de vue. Mais c'est bien ici que le zèle, l'activité, les meilleures intentions ne suffisent pas; il faut aussi savoir prendre une bonne direction dans l'application de ces mesures de salubrité, ne pas se dégoûter, se décourager par les difficultés, ni par les choses répugnantes de toutes espèces qu'on peut avoir à supporter; pour faire le bien, il en coûte souvent de beaucoup de manières, sans autre compensation que la satisfaction intérieure d'avoir rempli les devoirs de bon citoyen.

Enfin, je dirai que les insalubrités qui résultent de cette source administrative, peuvent dépendre souvent du défaut de moyens capables de donner aux mesures sanitaires une direction, un mode d'application convenables et appropriés à chaque localité, et plus en rapport avec ses besoins, ses exigences, etc.

Mais je n'omettrai cependant pas de dire aussi que plusieurs des agens de l'administration ou de la police, chargés plus immédiatement de veiller à l'entretien ou à l'amélioration de l'état sanitaire de diverses localités, manquent parfois de ce tact, de cette sagacité ingénieuse, inventive, de cette instruction et peut-être même de cet amour ou dévouement au bien public, qui inspirent toujours la meilleure méthode à prendre, qui font tirer le meilleur parti des plus faibles moyens, des moindres ressources, et qui, sur toute chose, font donner à ces moyens, à ces ressources bornées, la direction la plus essentielle, l'emploi le plus utile pour le bien-être et le plus grand avantage des populations.

Comme on le voit, tout ce qui a rapport à l'état sanitaire d'une localité quelconque, peut se ranger sous trois chefs principaux ou trois grandes conditions, sans lesquelles on ne doit jamais espérer une entière salubrité.

Ainsi donc, pour jouir d'une telle salubrité, il faut, 1°. que la localité soit favorisée du côté du climat, des dispositions *géographiques et topographiques* énumérées plus haut ; ou bien il faut pouvoir en combattre, avec toute efficacité, les diverses influences pernicieuses dès qu'elles en présentent ; 2°. il faut que la pratique familière des mesures de salubrité ou d'hygiène privée ou individuelle, se soit introduite dans toutes les familles, y soit devenue habituelle et journalière pour tout le monde ; 3°. il faut enfin qu'une administration et une police parfaitement éclairées sous ce rapport, dirigent avec la plus active et constante sollicitude, l'application non interrompue des règles de salubrité et d'hygiène publiques ; que cette administration ne néglige en aucune manière les occasions de mettre en œuvre, tous les moyens que la loi, la morale, l'opinion, l'instruction, la confiance publiques mettent en sa puissance, pour faire disparaître toutes les causes permanentes ou passagères, générales, locales ou personnelles d'insalubrité, quelles qu'elles soient ; ou bien pour en prévenir, pour en combattre les effets nuisibles, pour en neutraliser les influences pernicieuses, autant que les localités et autres circonstances le permettent.

Ce sera donc du concours ou accord mutuel plus ou moins bien établi, de ces trois principales condi–

tions, que résultera la plus ou moins grande salubrité d'une localité. Par conséquent, les maladies, les épidémies, contagions, infections de toutes les espèces, auront en général un accès d'autant plus facile dans un lieu quelconque, que ce concours ou accord règnera moins entre ces trois premières conditions. C'est ce que démontre à tout observateur attentif, à tout esprit non prévenu, la marche de toutes les maladies, tant individuelles qu'épidémiques; et *le choléra-morbus Oriental ou Indien*, qui, en ce moment, tend à se répandre sur tout l'ouest de l'Europe, ne fait nullement exception dans ce cas, malgré les nombreuses particularités que, dans les divers pays qu'il a parcourus, il paraît avoir présentées, relativement à sa marche, son intensité, ses moyens ou modes variés de transmission, etc.

C'est pour chercher à hâter autant que possible l'établissement parmi nous, de l'accord de ces trois conditions énoncées ci-dessus, que j'adresse les réflexions qui précèdent et celles qui vont suivre, à mes concitoyens, administrateurs et administrés, de tous les rangs, de toutes les classes, de toutes les contrées; mais en particulier, aux habitans de Metz, ville qui a encore tant besoin de voir améliorer son état sanitaire intérieur; aussi prendrai-je cette cité populeuse pour exemple, pour type de comparaison à l'égard des détails de salubrité et d'hygiène locales.

Après avoir jeté un coup-d'œil très-rapide sur les grandes causes générales qui font naître ou entretiennent l'insalubrité dans le cours ordinaire de la vie sociale, je vais maintenant passer en revue, mais très-succinctement aussi, la plupart des causes d'insalubrité locale qui se sont offertes à mon observation, à mon examen, à mes réflexions, et qui appartiennent à la ville de Metz et à ses environs. Ensuite je m'occuperai des moyens qui sont ou qui me paraissent être les plus propres pour faire disparaître entièrement les unes, pour combattre avec avantage les autres, pour neutraliser, ou au moins affaiblir l'influence pernicieuse de celles qu'on ne peut point entièrement détruire ni même changer.

La ville de Metz, place de guerre importante et très-forte, chef-lieu du département de la Moselle, se trouve au 3° degré 51′ longitude orientale, à partir de Paris, au 49° 7′ 5″ latitude. Placée au confluent de la Moselle et de la Seille, à peu de distance de l'extrémité nord des deux riches et belles vallées que parcourent ces deux rivières, quand ces vallées s'ouvrent, s'élargissent pour se confondre, pour se perdre dans la vaste, belle et fertile pleine dite de Thionville, ou lui donner en quelque façon naissance sous le point de vue géographique, cette ville réunit à peu de choses près tous les avantages extérieurs de salubrité, et tous les agrémens de perspective très-variés ; peu de villes, fortifiées surtout, sont aussi bien partagées sous ces rapports ; et se trouvent dans une position aussi belle, aussi avantageuse. C'est une ville des plus anciennes, et déjà puissante du temps des Gaulois : aussi, on sait que les anciens peuples avaient un tact tout particulier, un véritable instinct pour apprécier les lieux où il était plus avantageux, sous tous les rapports, de construire les habitations et fonder les villes.

Cette ville a une étendue *intra-muros* de 391 hectares 11 ares, et celle de son territoire *extra-muros* est de 292 hectares 23 ares, ce qui donne une surface totale de terrain de 663 hectares 34 ares, qui représentent 1869 jours messins 2/5, à 400 verges de 9 pieds 2 pouces la verge. En 1826, le nombre de maisons était de 3269, sans y comprendre les édifices publics. Le nombre de chefs de familles était de 10 385, et la population de 43 511 habitans, sans y comprendre la garnison. Le bulletin des contributions de 1831, porte 45 276 habitans.

La ville est traversée du sud-ouest au nord et nord-est par la Moselle, et du sud-est, également au nord et nord-est par la Seille ; puis, pour les besoins de la place et des fortifications, plusieurs bras, canaux, fossés, de ces rivières, la contournent, la traversent en divers sens, ce qui fait que cette ville est enveloppée par une masse d'eau énorme, mais notamment quand les rivières débordent, ce qui n'est point du tout rare.

Ainsi, en comparant l'étendue de ce terrain *intra-muros* avec le nombre de maisons qui le recouvrent, avec celui des familles, des individus qui habitent ces maisons, on est tout naturellement conduit à penser sans même avoir vu la ville, que d'après ces proportions, bon nombre de rues doivent être très-étroites, obscures, humides; la plupart des maisons étant distribuées de manière à contenir beaucoup de monde, une grande partie de la population doit être étroitement et insalubrement logée; conditions qui, comme on le voit, sont déjà des causes très-actives d'insalubrité. Mais fort heureusement les circonstances géographiques et topographiques extérieures de la ville tendent à diminuer un peu ce que la distribution ou autres circonstances intérieures ont encore aujourd'hui de très-malsain, malgré les améliorations qui s'opèrent chaque jour dans cette intention.

C'est ainsi, par exemple, que les vents ou grands courans d'air ne rencontrent aucun obstacle dans leur mouvement ou déplacement du midi au nord et du nord au midi, puisqu'au sud se trouvent les vallées de Pont-à-Mousson et de la Seille, et au nord ou septentrion, la plaine dite de Thionville, ce qui dans ces deux sens leur offre un libre passage, leur laisse un cours facile. Ces deux sortes de courans d'air passent par la ville, en glissant, en quelque façon, entre deux chaînes de petits coteaux, de collines, de bois ou forêts, qui font suite à ceux qui forment et circonscrivent les vallées indiquées plus haut. Une de ces chaînes se prolonge et se dirige du sud-ouest à l'ouest, et au nord–

ouest borne en ce sens le bassin de Metz et la plaine de Thionville. L'autre chaîne, bien moins étendue, moins élevée, plus rapprochée de Metz, s'étend du sud-est de la ville, à peu de distance de son enceinte, en passant à l'est, se dirigeant au nord-est, suivant le cours de la Moselle, bornant aussi en ce sens le commencement de la plaine de Thionville.

D'après ces dispositions, on voit que, pendant les grandes chaleurs de l'été ou à la fin du printemps, lors de la prédominence des vents du sud et même sud-ouest, les miasmes ou effluves marécageux et malfaisans qui peuvent être chariés par les vents, à la suite des débordemens provenant des pluies du solstice d'été, et ceux qui peuvent se dégager des nombreuses immondices de la ville que les mésoyers ou jardiniers du Sablon rassemblent pour faire pourrir et former de l'engrais, de ceux qui se dégagent des renversemens de la terre lors de sa culture, ne séjournent guère sur Metz ; les courans d'air, vers le nord, étant assez faciles et rapides, n'ayant de ce côté d'autres obstacles que les maisons de la ville et l'enceinte des fortifications.

Les variations brusques, fréquentes de l'atmosphère, les passages subits du chaud au froid, de l'humidité à la sécheresse, de la pluie au beau, etc., variations que Metz partage avec toute la contrée, jointes à la grande quantité d'eau qui entoure et traverse la ville, sont, je crois, les seules dispositions extérieures qui, dans certains cas, deviennent défavorables à la salubrité de ce puissant boulevard des frontières de l'est de la France, chose qui arrive particulièrement lors du débordement de deux rivières. Alors cette dernière circonstance peut devenir très-malsaine ou nuisible, soit par l'effet de la grande étendue d'eau que peut présenter l'inondation (ce qui fait que l'air atmosphérique en communication continuelle avec cette grande surface liquide, peut facilement se charger ou se saturer d'humidité dans une proportion malfaisante pour bon nombre de personnes), soit lors de la rétraction des eaux, à raison des miasmes ou effluves vaseux, marécageux qui s'échappent de la décomposition putride des substances animales ou végétales qui ont séjourné au milieu de l'eau, qui se répandent dans l'air, se mêlent avec celui que l'on respire; soit enfin, parce que ces inondations altèrent les productions de la terre qui servent à la nourriture des habitans et des animaux.

Du reste, un grand nombre de plantations d'arbres, de pépinières, de jardins qui entourent la ville, tout en embellissant, animant, variant très-agréablement le paysage, tendent sans cesse à affaiblir les influences malsaines, en purifiant, en revivifiant l'air, par la propriété qu'ont les arbres et les autres végétaux de reproduire, de répandre dans l'atmosphère, une certaine quantité, une certaine proportion *d'oxigène*, ce principe constituant de l'air atmosphérique, qui est aussi un des élémens indispensables de la vie pour tout ce qui respire, et notamment pour l'homme.

Rien n'est moins fixe, que les vents qui soufflent dans le bassin de Metz : aussi, comme je l'ai dit, comme tous les habitans le savent, rien de plus fréquent que les variations brusques de l'atmosphère, et il pleut ici par tous les vents. Cependant, ceux de ces derniers qui en général sont les plus dominans, sont les vents d'ouest, nord – ouest, sud – ouest, nord et sud. Ceux d'est, nord-est et sud-est, ne s'établissent que très-rarement d'une manière durable et persistante, excepté quelques années où l'on voit le nord-est ou l'est s'établir quelque temps à l'équinoxe du printemps, déterminer un grand hâle, fort souvent très–froid ; et dans toutes les saisons les vents quels qu'ils soient sont impétueux et violens. Les variations de température qui s'opèrent dans l'air par le fait de la grande surface d'eau sur laquelle il glisse rapidement, jointes à la concentration, à l'espèce de réflexion que leur font éprouver les deux lignes des coteaux indiqués plus haut, puis les *décharges* et *courans électriques*, c'est-à-dire, orages, éclairs, tonnerre etc., qui s'observent en toute saison, me paraissent aussi être des causes de la violence fréquente des vents dans ce bassin de Metz, et de la force avec laquelle ils tourbillonnent souvent. On prétend, et non sans fondement, que cette disposition des vents et variétés atmosphériques, dépendent en premier lieu, de la disparution de grandes forêts à l'est, nord-est, nord et nord-ouest du pays messin, c'est-à-dire du côté des Ardennes et du Luxembourg, etc.

Telles sont à peu près les influences climatériques sous lesquelles se trouve maintenant le pays messin.

Quant aux saisons, rarement le printemps est parfaitement beau dans cette belle contrée. Depuis plusieurs années, il s'ouvre d'abord par une série de beaux jours qui donnent à la végétation une vive impulsion; mais les vents froids, secs ou accompagnés de gelées, de pluies, de brouillards qui ne tardent pas à se remettre sur pied, privent ce pays de beaucoup de charmes que cette agréable, délicieuse et bienfaisante saison répand ailleurs; et ce qui est plus fâcheux, ils détruisent en quelques jours les plus belles espérances d'une végétation toujours active, riche, variée et abondante.

Comme on doit le penser, cet état de choses ne peut pas manquer d'exercer aussi une action prononcée sur le nombre et le caractère des maladies qui règnent dans cette saison et dont fréquemment il est une des premières et principales causes.

Voici deux années de suite, qu'à proprement parler, il n'y a point eu d'été dans ce pays, ce qui lui a été commun avec la généralité de la France et d'autres pays. Il y a dans cette saison toujours beaucoup d'orages très-forts qui, comme je le disais il y a un moment, font varier très-fréquemment la température. Cependant, ici comme ailleurs, on compte des étés constamment chauds et secs; on peut citer, par exemple, celui de 1825; le thermomètre Réaumur a été jusqu'à 27 °/₀ de chaleur.

L'automne est généralement beau et agréable dans sa première moitié, le mois d'octobre surtout ; cela offre cependant encore bien des variations. Dans cette saison, les brouillards y sont fréquens le soir et le matin; il en est de très-puans, très-épais, qui ne tiennent presque jamais toute la journée; ces brouillards sont encore moins communs cependant qu'on ne pourrait le croire, eu égard à la surface d'eau qui entoure, pénètre et avoisine la ville.

L'hiver est ici comme partout, sous une latitude pareille; il est assez ordinairement neigeux, froid et humide; dans d'autres cas, il est d'un froid rigoureux et sec; on a vu le thermomètre de Réaumur jusqu'à 15 °/₀ au-dessous de zéro. Et, comme je l'ai dit, les froids, les gelées, les mauvais temps se prolongent souvent bien au-delà du terme de cette saison.

Les eaux de la Moselle roulent sur un fond de sable et charient des bancs de graviers qu'elles vont souvent porter au loin dans les débordemens, et nuisent beaucaup à la fertilité du sol qui forme les rives de cette rivière; sol qui est aussi de nature sablo-neuse ou *siliceuse*. La Moselle est poissonneuse, on y pêche plusieurs espèces et variétés de poissons qui fournissent les marchés de la ville. Il n'entre pas dans mon sujet de les passer en revue.

L'eau est limpide, incolore, inodore, insipide, très-salubre, dissout bien le savon, cuit parfaitement les légumes, convient beaucoup pour les arts, la teinture en particulier, contient des *carbonates de chaux*, de *magnésie* et de la *silice*.

Le lit de la Seille, est au contraire vaseux; ses bords sont fangeux et marécageux, peu élevés, ce qui rend facile et fréquens les débordemens, circonstance nuisible à la qualité du foin des prairies riveraines, et qui peut bien exercer une influence désavantageuse, quoiqu'indirecte sur la viande, le lait des animaux qui en sont nourris et ensuite sur certains individus, qui font un usage habituel ou fréquent de ces matières dans leur régime alimentaire.

Les eaux de cette rivière ont une teinte d'un jaune verdâtre et sale, ne sont presque jamais claires, transparentes; elles sont inodores, ou plutôt, dans les temps humides et pluvieux, ou dans les sécheresses, ont une odeur et une saveur de marais et de vase. Elles contiennent des *carbonates de soude, sulfates muriates* ou *hydrochlorates de chaux, carbonate de fer, de la silice*: on pourrait former une tourbière sur les bords de cette rivière.

Ainsi, de ce qui vient d'être dit, on peut donc conclure avec vérité, que ce n'est guère qu'*intra-muros* que se trouvent des causes spéciales d'insalubrité, qui agissent activement et d'une manière permanente, quoique variable, sur les habitans de Metz, puisqu'à l'extérieur, tout en général, étant plutôt propre à assainir la ville et les campagnes environnantes, qu'à favoriser l'insalubrité, sauf les cas de débordement, comme je l'ai fait remarquer. Il est bien loin d'en être de même, pour l'intérieur, ainsi que je vais le démontrer.

Parmi les causes qui se remarquent au dedans de Metz, je mettrai en première ligne, sa qualité de place forte, qui sous le double rapport des fortifications et de la garnison, y exerce des influences malsaines et nuisibles, variables mais continuelles, sur la santé des habitans. Et on le concevra, si on fait attention d'abord que les fortifications circonscrivent la ville, bornent et limitent l'étendue de son assiette, qu'elles l'encaissent et l'enveloppent à peu près partout à la hauteur des maisons, qu'elles doivent, par cela même, être un obstacle à la circulation libre et au renouvellement de l'air de la ville, surtout de celui des couches inférieures plus susceptibles que les autres de s'altérer, en se chargeant de miasmes, de matières qui, en se mêlant à l'air atmosphérique, le vicient plus ou moins, selon la nature, la quantité de ces miasmes, de ces matières, etc., miasmes et matières qui résultent toujours en grande quantité de l'exercice de la vie d'une nombreuse population.

Plus donc il y aura d'obstacle à la circulation, au renouvellement de l'air au milieu duquel vit et se meut une grande population, dans un lieu circonscrit, plus cet air sera malfaisant et insalubre. Aussi l'air de l'intérieur de la ville n'est réellement un peu salubre que pendant la durée des grands vents qui ne sont pas trop froids ; alors les courans étant rapides, forts, et l'air se renouvelant en masse, miasmes ou autres matières étrangères nuisibles qui sont mêlées à l'atmosphère intérieure de la ville, couches inférieures plus ou moins altérées de cette atmosphère, tout est porté au dehors et au loin, et l'air des rues ainsi que des maisons se renouvelle souvent et en quelque sorte à fond, si je peux m'exprimer ainsi. Mais dans les temps calmes, les courans d'air ne pouvant s'établir que par les rivières, les portes, ou de haut en bas et de bas en haut, point ou peu horizontalement ou à la surface de la terre, à cause de l'enceinte des fortifications qui s'y oppose sans cesse, il en résulte une stagnation d'une partie de cet air qui s'altère d'autant plus qu'elle est plus long-temps à se renouveler. Cependant cet air vicié se meut par les courans intérieurs, se répand par toute la ville, pénètre dans la poitrine et l'estomac de ceux qui l'habitent, par la voie de la respiration et de la digestion ; cet air se mêlant ensuite aux alimens et à la salive, s'altère toujours davantage par les changemens mêmes que lui font subir ces actes de la vie, circonstances qui nécessairement ne peuvent être indifférentes à la production des maladies assez fréquentes qui se remarquent dans cette cité.

Je parlerai plus loin de la part que la garnison peut avoir à l'insalubrité de la ville. J'observerai que celle-ci, étant bornée par les fortifications, par la distribution ancienne des quartiers, des rues, des maisons, distribution qui se trouve si souvent contraire aux règles de la bonne architecture, du bon goût, du bon sens même et surtout de l'hygiène, tant publique que particulière, se rectifie et s'assainit un peu tous les jours ; que la population augmentant toujours et particulièrement dans les classes peu aisées ; que les maisons rebâties à la moderne étant pour la plupart louées trop cher, il est facile de tirer cette conséquence : c'est que les malheureux s'entassent de plus en plus dans les quartiers les plus anciens, dans les rues les plus étroites, les plus sales, les plus obscures, les plus humides et les plus mal aérées; qu'alors la proportion des habitans de ces quartiers et de tous les autres êtres respirans qui s'y trouvent, comme chiens chats et oiseaux, toujours en grand nombre et qui consomment aussi beaucoup d'air vital, cette proportion, dis-je, ne se trouve plus dans des rapports convenables avec la masse d'air respirable pour que la santé d'un grand nombre des habitans de ces quartiers n'ait pas, tôt ou tard, à en souffrir.

L'impression désagréable qui vient frapper l'odorat, la sensation de plénitude et pénible qui se fait sentir dans la poitrine, qui embarrasse le jeu de la espiration quand on traverse ces quartiers et ces rues, quand on pénètre dans les maisons, dans les réduits nombreux de la misère, décèlent suffisamment l'altération nuisible de l'air qui y circule, altération qui a pour effet fréquent et immédiate de nuire au développement des enfans, de faire naître en eux les scrofules, le rachitisme à des degrés très-variables, et pour effet médiate, de se répandre, de se communiquer de proche en proche, comme il a été dit, par les courans d'air intérieurs, à l'air de toutes la ville ; et ici je prendrai encore pour témoignage irrécusable de ce fait vrai, l'impression, la sensation pénible et désagréable que l'on éprouve également, soit à la poitrine, soit à l'odorat, lorsqu'après être resté quelque temps hors des portes, on rentre dans la ville. Ces barrières ne sont pas plutôt franchies, que l'on se trouve affecté très-désagréablement par une odeur plus ou moins infecte, que la poitrine semble se remplir subitement avec la sensation d'un malaise remarquable du plus au moins pour tout le monde. Mais peu à peu l'habitude de respirer cet air insalubre, un instant suspendue, se rétablit, et l'impression de ces sensations pénibles ne fixe plus notre attention, par le fait que l'habitude émousse le sentiment ou l'exalte, et c'est aussi à raison de ce dernier effet que plusieurs personnes ne supportent qu'avec peine le séjour de la ville, qui altère leur santé, en exaltant les effets pernicieux de l'air malsain et renfermé qui y circule le plus souvent. Aussi, j'en appelle sur ce point au souvenir, à l'expérience, et à la manière de sentir de chacun.

Et bien certainement si ce qui vient d'être dit à

l'égard des fortifications et de quelques quartiers n'existait pas, cette odeur puante, dépendante de l'altération de l'air atmosphérique, de même que le sentiment pénible de la respiration se ferait bien moins sentir, ou même pas du tout pour un grand nombre de personnes, l'air pouvant se renouveler dans tous les sens, et à chaque instant par les courans ordinaires.

Une bien puissante cause d'insalubrité qui fortifie la précédente en y ajoutant beaucoup, c'est, ainsi que je l'ai annoncé, le mode de construction de la plupart des maisons anciennes qui sont encore nombreuses, surtout dans les quartiers sud-est, est et nord-est de la ville; dans plusieurs il se trouve des logemens souterains, étroits, obscurs, humides, qui ne sont jamais visités par le rayon du soleil le plus faible, et où il règne en outre la plus dégoûtante malpropreté. Un grand nombre de ces maisons sont d'une profondeur étonnante, ayant plusieurs cours dont beaucoup sont très-petites, humides, obscures, fort sales, servant de réceptacle à toutes sortes d'ordures et d'immondices, et sur lesquelles néanmoins prennent jour un grand nombre de chambres et d'habitations; là non plus, presque jamais le soleil ne pénètre, ou ce n'est que pour un instant; et, pour surcroît de déraison, les fenêtres sont ordinairement très-étroites, ne s'ouvrant que bien rarement ou fort tard dans la journée.

Dans plusieurs de ces maisons il n'y a point de

latrines, et c'est dans les rues ou dans le voisinage, en plein air, que les habitans satisfont leurs besoins. Quant aux enfans qui y fourmillent toujours, c'est dans les cours, corridors, vestibules, escaliers, paliers ou chambres, tout cela obscur et fort humide, qu'ils satisfont les leurs, ce qui bien fréquemment reste la journée ou même plusieurs jours sans être entièrement enlevé ou nettoyé. Dans un bien grand nombre d'autres maisons les latrines sont, on ne peut pas plus mal disposées, mal tenues, placées au centre ou tout près des habitations; rarement fermées, elles ne sont presque jamais lavées ou appropriées convenablement; aussi répandent-elles par toute la maison une odeur très-puante, et en particulier lors des changemens de temps à la pluie.

Dans la plupart de ces maisons, il existe une allée qui tient toute la profondeur des bâtimens; tout le long de cette allée règne une rigole ou canal ouvert qui sert à conduire dans la rue les eaux sales, les urines, etc., qui y sont à chaque instant versées par les nombreux habitans. Je demande bien pardon au lecteur de l'entretenir de choses aussi dégoûtantes et de fixer un moment son attention sur elles; mais si l'on veut éviter le mal, il faut cependant remonter à sa source et la bien découvrir. Il faut apprendre aux uns, que l'habitude journalière les empêche de voir dans ce qui frappe tous les jours leurs sens, et cela sans qu'ils y fassent aucune attention, une cause des maux, des maladies qui les tourmentent; il faut faire connaître aux autres, quels sont les véritables agens qui journellement leur font respirer un air impur et vicié, qui portent le désordre dans leur santé, quoique souvent indirectement, et empêchent fréquemment la terminaison, la guérison de leurs maux; circonstance dont ils cherchent au loin la cause, quand elle est à côté d'eux, ou qu'elle les enveloppe en tous sens et les comprime en dedans et en dehors, mais à laquelle nombre de fois ils se refusent de croire, la regardant comme une excuse banale de l'inefficacité des soins de leurs médecins; il faut bien, dis-je, les leur faire connaître, ces causes, dans tout ce qu'elles ont de dégoûtant et de fâcheux, quand on cherche à les décider de concourir, de toutes les manières, à les faire disparaître, à en neutraliser les effets.

Des diverses dispositions qui viennent d'être examinées, il résulte que dans tous les quartiers, rues et maisons où elles se rencontrent lors des saisons chaudes et humides, une odeur des plus désagréables s'exhale de tous ces points insalubres, se condense dans certains endroits, se répand peu à peu par toute la ville, ainsi qu'il a déjà été dit. Dans plusieurs de ces rues, qui sont en partie dépavées et remplies de trous, on voit encore malgré la surveillance plus active que l'on exerce à présent et les défenses nouvellement écrites, des matières excrémentitielles qui remplissent ces trous, ou qui se trouvent déposées le long des murs, y séjournant plus ou moins long-temps. D'après ce qu'on voit encore, on peut juger de ce que c'était, quand on laissait à peu près tout faire, qu'aucune surveillance n'existait à cet égard; il résulte aussi que ces demeures étroites et sombres sont très-rapprochées, grouppées l'une sur l'autre, et tellement que dans la rue des Cloutiers, par exemple, sur quelques paliers qui n'ont pas deux pieds et demi en carré, se trouvent cependant trois, quatre, cinq portes qui sont celles d'autant de réduits qui logent le même nombre de familles, composées de quatre, de cinq, et même de six individus, la chambre n'ayant pourtant tout au plus, que de huit à dix pieds de longueur sur cinq à sept, et peut-être encore moins de largeur; encore dans ce même local le chef de famille exerce parfois une profession sédentaire comme celle de cordonnier, tailleur d'habits, cardeur de laine, etc.

Parmi les rues dans lesquelles se trouvent un plus grand nombre de ces maisons, d'une construction et distribution insalubre, on peut placer en première ligne, celles des Cloutiers, du Paradis, du Champé, de l'Arsenal et adjaçantes, Chambière, Saint-Clément, Sur-les-Murs, Sous-les-Murs, Wad de Billy, Wad de Bouton, du Cambout, ete., etc.

Une disposition malsaine pour toute la ville en général, et pour les quartiers sud-est, nord-est, et de l'est en particulier, c'est cette réunion de tanneries qui se trouvent dans ces quartiers, réunion qui ne peut qu'ajouter à toutes les insalubrités qui ont été indiquées, et leur donner une activité plus intense et plus pernicieuse. On remarquera qu'ici tout semble être réuni pour violer les règles de l'hygiène, pour être on ne peut plus malsain. C'est ainsi que l'eau du canal de la Seille, après avoir traversé une partie de la ville en déposant sur ses parois une portion de limon vaseux qu'elle contient, après avoir reçu sur son passage des immondices de toutes les espèces, passe entre les deux rangs de tannerie, sert à les entretenir d'eau, à recevoir leurs débris, vient ensuite longer le derrière de la caserne Basse-Seille qui lui fournit aussi force immondices, et justement le cours de l'eau se trouve arrêté un peu plus bas par un moulin. Cette caserne contient, je crois, un bataillon d'infanterie, qui par toutes ces raisons ne peut pas être logé salubrement. Tant que le canal est plein d'eau, l'insalubrité est moindre que quand, dans les chaleurs ou sécheresses, les eaux baissent et laissent à découvert la vase, les immondices qu'elle renferme, ce qui devient dès lors un foyer de fermentation putride qui dégage des miasmes de cette nature, lesquels se répandent au loin, et vont vicier l'air atmosphérique de toute la ville, en se joignant avec toutes les autres émanations, inconvénient que l'on éviterait en grande partie si l'on pouvait ouvrir de temps en temps les vannes de la Haute-Seille, pour faire entrer dans ce canal une sorte de torrent qui balayerait et entraînerait toute vase et immondices.

Une autre disposition, une autre réunion de causes insalubres, qui ne nuit pas moins à l'état sanitaire de Metz, c'est la proximité, la réunion pour ainsi dire presqu'au centre de la ville, 1°. des casernes Coislins, monument superbe et digne de la charité, de la philosophie toute apostolique du vénérable prélat, du vrai pasteur qui leur a donné son nom, en les faisant construire pour soustraire les mœurs au danger que leur faisait courir le logement militaire chez le bourgeois ; 2°. de l'hôpital Saint-Nicolas, vaste agrégation de bâtimens, peu élevés, mal distribués, recevant plusieurs centaines d'infirmes des deux sexes, de tous les âges, les enfans exposés, etc. En général les salles sont basses, obscures ; les lits des dortoirs ne m'ont pas semblé être suffisamment espacés ; en un mot toutes les localités de cet établissement m'ont paru être très-défavorables à la salubrité intérieure et extérieure ; il n'y a aucune plantation, ni jardin, ni cour, pour promener les infirmes ; car on ne peut considérer celle qui existe à l'ouest, comme ayant cette destination qui serait illusoire sous le rapport sanitaire ; sur aucun point les salles, au nombre de vingt-trois, ne peuvent prendre jour sur la campagne ou quelque place un peu étendue ; on n'a pas même la ressource d'un bras d'une des rivières pour entraîner les immondices ; les latrines qui tiennent aux salles ou les avoisinent de très-près, sont aussi une disposition des plus insalubres au milieu de toutes les autres circonstances. Sur ces vingt-trois salles qui renferment cette population d'infirmes, quatre servent à l'infirmerie.

Il paraît que les revenus de cet Hôpital s'élèvent à cent trente et quelques milles francs ; il entretient l'hôpital Bon-Secours, etc. Enfin, on peut donc dire avec vérité que l'hôpital Saint-Nicolas, par le nombre d'individus qu'il renferme, et sa distribution tant extérieure qu'intérieure, est un local très-insalubre, où l'air doit se vicier profondément et en masse; 3°. de la prison ou hôpital de la Magdelaine ou maison de correction, qui réunit aussi un nombre variable de détenus et d'individus qui viennent se faire traiter de la maladie vénérienne. Ici la capacité du bâtiment est supérieure au nombre de personnes qu'il renferme habituellement; il y a une cour dont on a fait en partie un jardin, et ils sont, l'un et l'autre, encore assez étendus; mais les chambres répandent une odeur qui décèle un fond de malpropreté nuisible à la salubrité du local; 4°. de la prison militaire; 5°. un peu plus loin, de la prison civile, qui, l'une et l'autre, comme tous les établissemens de ce genre, sont en général une source constante d'insalubrité pour le dedans comme pour le dehors, parce que le régime des prisons en France est loin d'avoir atteint le degré de perfection dont il est susceptible, régime qui devrait tendre à fortifier tout à-la-fois, le physique et le moral, au lieu de les affaiblir, de les altérer profondément, soit l'un, soit l'autre ou tous les deux, comme il arrive trop souvent au mode qui régit encore nos prisons.

Si, à toutes ces localités assez malsaines, en raison de leur distribution et du nombre d'individus disproportionné au local, on joint le voisinage des rues Saint-Charles, Coislins, de Cambout, toutes trois très-populeuses, servant de demeures à des habitans la plupart nécessiteux, ainsi que de la rue Saint-Henri, où se trouvent les casernes du train du génie et des gendarmes ; si l'on y ajoute encore la Monnaie, vaste habitation qui n'est pas non plus éloignée et qui est aussi très-peuplée, fort sale et insalubre de toutes les manières, on aura une des conditions ou des causes d'insalubrité les plus puissantes, les plus efficaces pour entraîner l'altération de l'air atmosphérique ; partant, celle de la santé d'un bon nombre d'habitans de tous les sexes, âges et conditions.

Les quartiers Outre-Moselle, plus au nord du centre de la ville et qui paraissent être moins anciens que ceux de la rive droite, réunissent aussi moins de causes d'insalubrité, et celles qu'ils renferment sont de même nature, mais en général moins intenses que celles qui ont déjà été indiquées.

Ce coup-d'œil rapide jeté sur les quartiers, les rues et les maisons, suffit, je l'espère, pour faire ressortir et pour faire peser au lécteur, tout ce que leur distribution, tant extérieure qu'intérieure, peut avoir de malsain et de nuisible sous ce rapport.

Je passe maintenant aux professions qui peuvent aussi exercer une grande influence sur la santé publique ou individuelle : de ce nombre se trouvent celles qui peuvent donner lieu à des émanations ou miasmes qui résultent de la décomposition ou fermentation putride : ce sont les tueries ou abattoirs, les boucheries, charcuteries, tanneries, mégisseries, boyauderies et vidangeries. Les laitiers de l'intérieur de la ville, qui ont plusieurs vaches qui font beaucoup de fumiers; ceux qui ont des chevaux, aussi par rapport au fumier ; à ceux-là il faut joindre les marchés, les cimetières, et tous les états qui s'exercent sur des matières animales, qui peuveut servir de moyen de transport et de communication de certains principes malfaisans, comme ceux de la pustule maligne; du charbon ou autres, ou qui, par leur réunion dans des magasins peuvent s'altérer et par suite altérer l'air atmosphérique en général ; en un mot, toutes les professions qui mettent en œuvre des matières qui peuvent se mêler à cet air ou répandre au milieu de son courant des émanations qui, selon sa température, son humidité plus ou moins élevée ou grande, sont dans le cas de le vicier aussi plus ou moins ; tels que peaux, suifs, poils, soie, plumes, duvet, chiffons, fripperies ; on peut y comprendre aussi les traiteurs, les aubergistes, qui peuvent faire consommer des viandes ou des poissons déjà gâtés, et laisser s'altérer dans quelques coins des débris animaux et végétaux. Viennent ensuite les influences si souvent pernicieuses que les diverses professions sédentaires exercent sur la santé de ceux qui les pratiquent, et celles des états qui ne se font qu'au milieu de l'humidité, influences qui, par la variété et le nombre de ces professions, se font sentir sur une grande partie de la population, à différens degrés, sous diverses nuances il est vrai, d'après la nature de chacune d'elles et les dispositions personnelles des sujets ; mais qui n'en disposent pas moins une grande masse d'individus à être plus vivement et profondément impressionnés et affectés, par les causes insalubres générales, dès qu'ils sont soumis à leur action. Je noterai particulièrement tous les ouvriers et ouvrières à l'aiguille, qui sont extrêmement nombreux, et dont la plupart jouissent d'une assez faible santé. Les brodeuses, par exemple, se trouvent dans des conditions hygiéniques, très-désavantageuses, à raison de l'assiduité, de l'application, de la position constante qu'il faut qu'elles apportent à leur travail, afin de gagner davantage ; et aujourd'hui c'est encore très-peu, quoiqu'elles fassent : aussi tout est négligé par elles ; propreté, soins, alimens, habillemens, besoins de la famille, tout est abandonné pour un ouvrage qui absorbe le temps et rapporte peu. La moindre des choses fait souffrir beaucoup ces personnes, ou de l'estomac ou de la poitrine ; le plus léger refroidissement les enrhume ou leur donne la fièvre. J'observerai en outre, qu'une grande partie de ces ouvriers sédentaires habitent en même temps les quartiers, les rues, les maisons les moins saines. Que dirai-je aussi de l'influence pernicieuse des lieux de débauche qui pour la plupart se trouvent au centre de ces quartiers ? Leur action insalubre plutôt encore indirecte que directe est énorme sous le rapport physique et moral.

A l'égard du régime alimentaire, on peut dire qu'en général, ce n'est pas par la mauvaise qualité des alimens qu'il pêche ou qu'il peut devenir nuisible, même dans les classes ouvrières et indigentes. Presque constamment, pain, viande, légumes et fruits, sont de très-bonne qualité et même à un prix encore assez modéré pour que l'ouvrier sobre, laborieux, économe, puisse aisément s'en procurer, lorsqu'il a du travail ; et la bienfaisance est assez grande à Metz, pour que ceux qui en sont l'objet, s'ils savent en tirer partie et la mettre à profit, puissent aussi se procurer des alimens sains et en suffisante quantité pour apaiser la faim et satisfaire aux premiers besoins. Mais c'est bien plutôt au défaut d'ordre dans le régime alimentaire, à l'irrégularité de la conduite sous ce rapport, ou sous tous les autres, à l'absence totale d'économie, aux excès, aux abus en tous genres, à la paresse, souvent à la loterie, au jeu, qu'il faut attribuer les privations de toutes espèces auxquelles bien des familles sont exposées, et par cela, à beaucoup de maux. D'un autre côté, si les privations peuvent altérer la santé, un régime habituellement trop substantiel, trop succulent, le fréquent usage de mets stimulans et trop variés, une cuisine pas assez simple ou trop recherchée, peuvent également devenir, même plus souvent encore, des causes de souffrances et de maladie. Je signalerai le dimanche et le lundi, les jours et lendemain de fêtes comme des jours désastreux et malheureux pour un certain nombre d'individus et de familles de la classe ouvrière, par cette funeste habitude de passer ces jours dans les excès, l'oisiveté ou les plaisirs, ce qui absorbe tout le gain de la semaine, et les force le reste du temps à vivre dans les privations; il y a là perte de temps, perte d'argent, perte de santé, perte de crédit, etc. Je sais très-bien que pour beaucoup d'individus encore, des malheurs particuliers, les malheurs du temps, ont causé les maux, la ruine, la misère; mais il faut bien le dire, ce n'est certainement qu'une partie très-minime de la classe nécessiteuse, et c'est celle aussi qui se plaint le moins, qui supporte son infortune avec plus de courage, avec plus de résignation, et on le conçoit; par malheur, c'est elle aussi que la bienfaisance publique et particulière atteint le moins, et ceux qui ont quelqu'habitude d'étudier, d'observer le monde, le comprennent également.

On peut indiquer comme aliment de qualité médiocre, si non entièrement malsaine, une partie considérable du beurre qui se vend sur le marché; la grande consommation qui se fait de ce corps gras comme condiment dans la cuisine, mérite ce me semble une attention particulière à l'égard du choléra. Peut-être fait-on aussi abus de viande de porc, tant fraîche que salée, assaisonnée, épicée fortement, fumée;

de fromages fermentés, de ceux surtout qui ont des qualités fortes ; de certaines pâtisseries, de celles en particulier qui sont préparées avec ce beurre fort dont je viens de parler, et d'œufs peu frais, etc., mais toujours en été et en automne ; l'abus des fruits mûrs ou non mûrs et de végétaux crus, tels que melons, raves, fruits de toutes les espèces, mais principalement à noyaux, est constant. Les traiteurs et aubergistes font une cuisine, particulièrement les premiers, si recherchée, si compliquée ; il y a là tant de sortes de combinaisons que tout y est dénaturé, ce qui est loin d'être toujours salubre. Il y a aussi en général trop de variété dans les mets qui composent les repas, ceux particulièrement de commande ; dans les auberges surtout, la cuisine est ordinairement trop épicée, trop excitante et trop grasse, notamment quand on fait des mélanges de diverses espèces de graisses, de sauces cuites et recuites plusieurs fois, ce qui est toujours un mode de préparation peu sain et souvent nuisible.

La population de Metz est abreuvée par un certain nombre de fontaines distribuées dans les divers quartiers de la ville qui sont alimentées par deux sources, l'une vient du Sablon, l'autre de la côte de Scy ou du mont Saint-Quentin. Ce sont des canaux en fer qui la conduisent et la répandent dans la ville. Ces eaux de sources réunissent l'une et l'autre les qualités physiques et chimiques d'eaux salubres et potables. Elles paraissent contenir dans des proportions variées, des carbonates de chaux et de magnésie, de la silice, et sont exemptes de sulfate de chaux.

Il est en outre, dans la plupart des maisons, des pompes ou puits dont l'eau, pour quelques-unes est potable, et pour le plus grand nombre ne l'est pas ; elle a alors une saveur désagréable, nauséeuse, elle est lourde, limpide, ne dissout que mal le savon, durcit la viande et les légumes, leur donne un mauvais goût, ce qui dépend de la présence du sulfate de chaux, dans une assez forte proportion. Il est quelques-unes de ces eaux qui ont un reflet jaune, qui sont plutôt louches ou troubles que limpides, ce qui est causé par diverses matières animales ou végétales qu'elles tiennent en suspension, etc.

Les vins qui sont consommés dans la ville, viennent des coteaux et vignobles qui l'avoisinnent à quelques lieues de circonférence. Ces vins rouges et blancs sont, comme dans tous les pays du monde, très-variables pour la qualité et pour la quantité, ce qui est en raison de la nature du plan, de la position du coteau vignoble, du temps qu'il fait dans l'année et du mode de confection du vin. Mais en général, quoique peu capiteux et contenant peu de parties sucrées et alcooliques, il est plutôt bon et agréable que mauvais, quand le raisin est arrivé à sa maturité et qu'il a vieilli de trois à quatre ans. Il acquiert par l'âge une saveur amère très-prononcée, pour celui de certains cantons ; il est généralement peu foncé en couleur, et son principe colorant se précipite facilement avec le tartre. En un mot, son usage habituel et modéré se trouve parfaitement en rapport avec la plus grande partie des estomacs.

A Metz, comme dans toutes les villes de garnison, on consomme aussi des eaux-de-vie, des liqueurs de diverses espèces, de qualités différentes. Une partie des ouvriers a l'habitude d'en prendre le matin à jeûn. Nombre de cafés, d'estaminets sont ouverts aux oisifs, aux spéculateurs, à leurs habitués, à la garnison, etc.; on y consomme beaucoup de bière qui n'est pas d'une qualité remarquable: cette consommation augmente dans la même proportion que l'habitude de fumer qui se répand, surtout depuis l'établissement de la garde nationale, habitude en général plus nuisible que vraiment utile à la santé, comme toutes les habitudes de ce genre, comme tous les besoins factices que notre avidité pour des sensations nouvelles nous crée.

Relativement à l'habillement, on peut dire, qu'en général, les habitans de Metz sont, dans toutes les classes, bien et chaudement vêtus. Seulement, dans la majeure partie des indigens, il y a une grande négligence, une malpropreté aussi condamnable que repoussante; et pour les gens du bon ton, la mode n'est plus aujourd'hui un tyran qui torture ses favoris, ses courtisans: maintenant elle sait concilier l'utilité avec ses caprices, ses frivolités; enfin, les deux sexes de tous les âges peuvent être habillés chaudement, commodement, et pourtant ne pas paraître ridicules ou affectés.

Les mœurs, caractères, goûts, habitudes, usages, penchans, etc., à Metz comme partout, sont variables selon les conditions sociales, tout en conservant une nuance propre et générale, qui me semble résulter du mélange de la vivacité, de la mobilité française, et du calme, du posé et du méthodisme allemands ; mais cette influence allemande se perd tous les jours. Pendant long-temps, on a vanté l'affable urbanité des Messins, ainsi que leurs mœurs pleines d'une douce et heureuse simplicité ; mais le luxe, les événemens politiques ont, à cet égard, opéré de grands et nombreux changemens. Les passions, les divisions, la diversité des intérêts qui en sont nées, ont fait perdre en partie aux mœurs messines leur ancien caractère.

C'est ici le lieu de rappeler l'influence de la garnison sur l'état sanitaire de la ville ; car, c'est en grande partie sous le rapport moral que cette influence s'exerce, et comme on le sait, elle est loin d'être avantageuse et de tourner au profit de la salubrité. Ainsi que cela arrive toujours en pareil cas, la garnison est une sorte de point d'attraction pour certaines espèces de gens qui n'apportent guère dans la ville que des vices, qui y répandent une infinité de maux de divers genres. En outre, les soldats étant casernés et la garnison toujours assez forte, il en résulte, soit dans les casernes, soit à l'hôpital militaire, tout bien tenus et distribués qu'ils puissent être, les inconvéniens, les insalubrités, inséparables des grandes réunions d'hommes dans un local très-borné. Ils altèrent rapidement et constamment une grande masse d'air par la respiration, la transpiration et les autres excrétions, etc., circonstances qui viennent aussi se joindre à toutes celles existantes de cette nature et ajouter à leur action malsaine et pernicieuse.

Dans cette revue sommaire des causes d'insalubrité, soit spéciales, soit générales de la ville de Metz, que je fais en ce moment, je ne dois pas oublier de mentionner quelques circonstances qui ne sont point du tout étrangères à l'état sanitaire de cette cité; je veux parler des hôpitaux civils, du bureau ou maisons de charité et de secours à domicile, du Mont-de-Piété et des écoles.

L'hôpital Bon-Secours, situé rue Chambière, est, comme on sait, une sorte de sucursale de l'hôpital Saint-Nicolas qui l'entretient sur ses revenus; il a une grande partie des inconvéniens de ce dernier; les corps de bâtimens sont aussi trop bas par rapport aux maisons voisines qui les dominent. Les salles des malades sont en partie au rez-de-chaussé peu clarteuses; l'air ne peut y circuler, ne s'y renouveler que très-difficilement, les fenêtres sont d'ailleurs trop petites et pratiquées d'un seul côté. On ne peutguère y admettre que cent malades des deux sexes. Les enfans au-dessous de sept ans ne peuvent pas y entrer.

Il est cependant le seul hôpital où les malades de la ville et ceux du dehors soient reçus et soignés, excepté l'hospice de la Maternité, qui a une quinzaine de lits pour les femmes indigentes qui ne peuvent faire leurs couches chez elles ; ce petit hospice réunit tout pour être très-salubre, quoiqu'il n'ait pas d'autres moyens pour s'entretenir que la bienfaisance des dames de la Maternité. Mais n'est-il pas vraiment dérisoire qu'il n'y ait pas plus de cent lits de disponibles pour tout le mouvement des malades indigens d'une population de plus de 45,000 habitans? Et à Metz les nécessiteux susceptibles de recevoir des secours hospitaliers sont en bien grande disproportion avec les classes opulentes et aisées.

Mais ce qui ne me paraît pas moins pénible, c'est de voir très-souvent des malheureux affectés de maladies chroniques, c'est-à-dire de longue durée, n'être admis que très-difficilement, ou ne pas pouvoir rester à l'hôpital le temps nécessaire pour assurer une parfaite guérison. Mais n'est-ce pas une anomalie bizarre et monstrueuse en pareille matière? puisque, plus de temps un malheureux sera malade, plus ses ressources, s'il en a encore, seront épuisées ; plus la maladie est grave et ancienne, plus il est malheureux ; plus donc il a besoin de secours réels, soutenus, prolongés, plus il a de droit à ceux destinés à l'infortune ; les lui refuser, c'est le vouer à une mort presque certaine, ou au moins à des maux incalculables ; car, je le demande, que peuvent faire sur une maladie chronique, les secours donnés à domicile par la maison de charité? tandis que, les mêmes secours de charité peuvent être et sont en effet maintes et maintes fois très-efficaces dans des maladies aiguës et de courte durée. Il faut en convenir, une logique qui exclut des secours hospitaliers, ceux qui réellement en ont le plus besoin, est à la fois ridicule et inhumaine, et ne peut être avouée du 19me. siècle et encore moins de la France nouvelle de 1830.

Je signalerai un autre fait: c'est que, la plupart des malades nécessiteux et entièrement indigens mêmes, répugnent d'aller à l'hôpital, se plaignant d'y être mal. Je ne tire aucune conséquence de ce fait, ignorant entièrement si cette plainte peut avoir ou non quelque fondement. Je me borne à indiquer cette circonstance à l'autorité, afin qu'elle puisse s'assurer de la vérité sous ce rapport; car je pense qu'elle mérite une attention d'autant plus particulière et prompte de sa part, que cette prévention générale, fortement établie et répandue, pourrait être du plus funeste effet, si le choléra venait à paraître dans nos murs. Que l'autorité se rappelle ce qui est arrivé à peu-près à ce sujet, tant en Hongrie qu'à Saint-Pétersbourg, dans plusieurs villes de Prusse, même en Angleterre; que ces exemples tiennent son attention éveillée sur cet objet, et lui servent pour sa gouverne, d'après ce que je lui dénonce.

Il y aurait, je crois bien, quelques grandes améliorations à faire, à opérer sous le point de vue du régime administratif de tous les établissemens hospitaliers civils de notre ville ; ce serait une chose importante et sans doute difficile ; aussi j'appelle de tous mes vœux sur cet objet, toutes les lumières, toute la sollicitude de l'administration départementale et municipale, toutes celles des hommes éclairés et bienfaisans de la ville, comme étant de la plus grande influence sur l'état sanitaire de la cité, comme étant un devoir d'humanité. La machine administrative de ces établissemens, me paraît vieillie et arriérée ; elle a besoin, je pense, d'être simplifiée et élevée au niveau des besoins en ce genre. C'est à tout le monde à y coopérer, car je le répète, il est honteux qu'à côté du plus bel hôpital militaire de France se trouvent au milieu d'une ville aussi populeuse, des établissemens hospitaliers civils, qui offrent aussi peu de secours.

Par le fait des circonstances dont on vient de parler, la maison de charité ou de secours à domicile (qui réunirait à peu près toutes les conditions hygiéniques si elle n'était point voisine de la rue des Cloutiers), se trouve nécessairement surchargée au dernier point, dans les temps où il y a le plus de malades. Le zèle des sœurs chargées de la direction et du service de cette maison, zèle toujours actif, toujours infatigable, toujours soutenu, toujours plein d'une bienfaisante abnégation, au-dessus de tout éloge, ne peut plus alors y suffire. Le service des malades à domicile est en souffrance, les secours deviennent peu efficaces, et sont par cela même, souvent nuisibles, soit par rapport aux médicamens, soit à l'égard de tous autres soins. Cet établissement dès-lors, s'éloigne de son but, ne remplit plus son véritable objet qui est le soulagement des indigens, à la fois malheureux de souffrances, de maladies, de misères, d'infortunes, de besoins de toutes espèces; souvent aussi malheureux de peines morales, de chagrins, et ce qui est plus pénible encore, par fois malheureux de leur faute, et par les regrets et les remords qu'ils éprouvent.

Je pense que pour cette institution, si l'on voulait aussi s'en occuper bien sérieusement, on trouverait également quelques améliorations, quelques modifications avantageuses à y apporter, afin de la mettre encore mieux en état de remplir la double et belle mission qui lui est départie : celle d'élever les orphelines, de les instruire, et puis, comme je viens de le dire, de consoler, de soulager le malheur quel qu'il soit, d'appaiser la douleur, de faire ainsi renaître ou entretenir l'espérance au sein des familles indigentes, désolées et parfois si intéressantes, si respectables dans leur malheur.

Quant au Mont-de-Piété, j'en ignore entièrement le mécanisme administratif; je ne sais pas non plus, si cette sorte d'établissement, examiné sous tous les points de vues, présente une utilité bien réelle, qui l'emporte d'une manière incontestable, toute positive sur ses inconvéniens, sur ses effets fâcheux. Dans mon ignorance sur cet objet, je doute que ce soit l'utilité bien démontrée, qui ait l'avantage et qui l'emporte. Voici sur quoi je motive mon doute.

Ce genre de prêts à gages est ouvert pour aider à sortir d'un moment de presse où de crise financière, un individu commerçant ou autre qui se trouve gêné, et le produit d'un intérêt raisonnable est destiné aux hôpitaux de la ville, après les frais d'administration prélevés. Rien de mieux, que le motif, l'intention et la destination ; mais cela aide-t-il véritablement beaucoup ceux qui ont recours à ce genre d'emprunt? Après le prélèvement des frais, y a-t-il une somme annuelle remarquable pour les hôpitaux ; c'est ce que je ne sais pas ; mais ce que je vois se renouveler tous les jours, c'est que, un grand nombre d'ouvriers dont le travail, s'il est soutenu, fait vivre et élever leur famille honnêtement, s'ils tombent malades, s'ils éprouvent quelque perte, ils commencent d'abord par épuiser, pour réparer ces pertes et pour se soigner, les petites ressources pécuniaires qu'ils peuvent avoir en réserve, et si le défaut d'ouvrage ou la maladie se prolonge, ils portent en gage au Mont-de-Piété, pièce à pièce, linge, nippes, le petit mobilier, quelquefois jusqu'au couchage, jusqu'aux draps de lits, dont le malade peut avoir si besoin, parce qu'une sorte de honte, de sentiment d'honneur, d'amour-propre mal entendu, mais respectable cependant, les a détournés jusque-là de s'adresser aux secours de charité ou à l'hôpital ; celui-ci, ayant d'ailleurs parmi eux, ainsi que nous l'avons observé, une assez mauvaise réputation, leur inspire un grand éloignement, du moins pour bon nombre d'entr'eux ; c'est alors que, si la maladie ou le défaut de travail ne se termine pas, toutes ressources étant disparues, le désespoir arrive ; ils réclament à la fin les secours hospitaliers ou ceux de bienfaisance et de charité ; mais c'est fort souvent en vain, le moment opportun et passé, le mal se trouve sans remède, et ces malheureux, trop fréquemment, finissent par périr après avoir mis eux et leur famille dans le plus entier dénuement ; et cela parce qu'ils croyaient avoir un secours prompt, facile et secret surtout, à côté d'eux ; secours, comme on le voit, souvent insidieux, perfide, qui les conduit à leur perte.

Ce n'est pas tout ; car, à côté de ces inconvéniens, de ces funestes effets du Mont-de-Piété, se trouve encore celui d'être un moyen trop facile pour alimenter les jeux, la loterie, pour favoriser la débauche, l'inconduite et les désordres de tous les genres au sein des familles.

Cette ancienne institution n'aurait-elle donc pas aussi un peu besoin d'être modifiée, d'être mise en rapport avec l'état social actuel, avec nos mœurs, nos habitudes nouvelles, nos besoins nouveaux, notre civilisation rapidement progressive et croissante? On dira peut-être que cet établissement diminue le nombre des prêteurs à gages, dits *à la petite semaine ;* cela peut être, mais ce n'est point prouvé. Si la presse, et par suite l'opinion publique les signalaient au mépris, les flétrissaient, les stigmatisaient sans ménagement, comme des êtres bien dangereux dont les honnêtes gens doivent toujours s'éloigner, je crois que cela vaudrait bien autant, pour l'efficacité à ce sujet, que le Mont-de-Piété.

Que l'on se représente donc ces trois circonstances relatives à l'hôpital, à la maison de charité et au Mont-de-Piété, agissant à la fois et presque constamment sur un certain nombre d'individus ; je le demanderai, cette action coincidant avec celle de toutes les autres causes d'insalubrité, n'y ajoutera-t-elle rien, ne la fortifiera-t-elle pas en la rendant plus intense et plus préjudiciable? Il ne me reste aucun doute à cet égard.

Dans les écoles il y a également une cause puissante et directe d'insalubrité très-active, qui s'exerce sur une des portions les plus intéressantes de la population, c'est-à-dire, sur la seconde enfance et sur l'adolescence. Enfans et adolescens, souvent se trouvent réunis en grand nombre dans un local étroit, bas, mal exposé, mal aéré, placé dans des rues malsaines, dans le prochain voisinage d'immondices, dans des maisons populeuses et sales ; localités toujours échauffées par un fourneau à houille ou à bois dans les saisons froides et humides, ainsi que par le fait même de la réunion nombreuse dans une chambre peu vaste. Pendant les autres saisons la chaleur solaire ou athmosphérique s'adjoint à celle qui tient à la réunion, et devient souvent aussi très-incommode et nuisible ; car il peut résulter de cette disposition, des insalubrités, des maux de plusieurs sortes : les uns dépendent de l'altération de l'air de la chambre par la respiration et la transpiration ; les autres du passage subit d'un air trop échauffé et sec à un air froid et humide.

D'ailleurs, en entrant dans ces salles d'école ou d'étude, qui, pour certaines d'entr'elles, sont aussi la chambre à coucher des maîtres et de leurs familles ainsi que la cuisine, qui n'a point été frappé et très-péniblement affecté de l'odeur fétide et infecte que répand l'air épais et lourd de ces appartemens? odeur tellement fixe et pénétrante que les parois de la chambre et le mobilier ainsi que les vêtemens en sont imprégnés, odeur, qui décèle bien certainement une profonde altération de l'air de ces sortes de lieux, laquelle est produite par le jeu rapide de toutes ces petites et actives respirations et transpirations. Ainsi altéré, cet air sert pourtant encore pendant quelques heures à la respiration de ces enfans ; ce qui n'est certainement pas sans effet nuisible sur leur constitution qui se forme, se développe, ni sans danger pour leur santé, pour leur existence.

Deuxième Partie.

MOYEN DE COMBATTRE AVANTAGEUSEMENT CES DIVERSES CAUSES D'INSALUBRITÉ.

APRÈS avoir tracé le cadre géographique, topographique et moral, si je puis ainsi dire, où doivent aboutir et se rapporter toutes les causes d'insalubrité qui se rencontrent dans la ville de Metz, je me trouve naturellement engagé à essayer de tracer aussi celui des moyens les plus propres à combattre, à détruire ces causes ou à neutraliser, à affaiblir le plus possible, leurs effets pernicieux quand elles ne peuvent pas être détruites : m yens qui, pour réussir, doivent être le fruit de l'observation, de l'expérience, d'accord, autant que possible, avec le raisonnement.

Je commencerai l'exposé de cette seconde partie, en répétant ce que j'ai annoncé dans la première. Que, se placer et s'entretenir dans les conditions d'hygiène ou de salubrité les meilleures possibles, c'est la seule vraie manière qui puisse préserver non-seulement de l'épidémie cholérique, mais encore de toutes les autres et de bien des maladies sporadiques de diverses natures. C'est également se mettre, lorsqu'on ne peut pas entièrement les éviter, dans la seule position capable d'en diminuer la gravité, la violence, la durée, le nombre des terminaisons funestes, etc. Et j'ajouterai que, dans les circonstances si variables, si fluctuantes et mobiles de la vie civilisée, bien assez, ou plutôt bien trop de causes imprévues dérangent la santé et donnent naissance aux maladies, pour que l'on doive au moins s'efforcer de se soustraire à l'action des causes, dont l'effet dangereux est prévu, est certain, et ne fût-il même que possible ou douteux. C'est pour chacun, et je l'ai dit aussi ailleurs, la seule vraie manière de bien comprendre ses intérêts les plus chers, ses intérêts réels enfin ; car, à l'égard des altérations de la santé, il vaut toujours mieux prévenir que de combattre, parce que, dans ce dernier cas, on est loin de réussir toujours ; maxime sage dont, quiconque est attaché et tient à sa santé, doit être bien pénétré et doit se conduire en conséquence.

On doit l'avoir remarqué : parmi les causes d'insalubrité de la ville de Metz, il s'en trouve encore un assez grand nombre sur lesquelles on ne peut absolument rien directement ; telles sont par exemple, les fortifications, certaines dispositions de maisons, de casernes, d'hospices, etc., ce qui selon moi, est un puissant et déterminant motif de plus, pour s'attacher à combattre vigoureusement et avec persévérance, toutes les causes qui peuvent être combattues avec avantage et succès, et pour que chacun y coopère activement, selon ses facultés, sa position et ses moyens, je le répète et le répéterai encore, personne ne doit oublier que c'est dans les intérêts bien compris des riches comme des pauvres, des sommités sociales comme des rangs les plus inférieurs de la population.

Ainsi, je vais d'abord chercher à faire bien comprendre aux riches, à ceux qui vivent dans l'aisance, comment la misère, les malheurs, l'incurie, les maladies, la malpropreté des classes indigentes d'une cité populeuse exercent une véritable action insalubre sur toute l'étendue de la ville, sur toutes les familles, même les plus opulentes; comment cette action peut s'étendre et pénétrer jusque dans le riche et brillant salon du Crésus, du puissant du jour ou de la veille; dans les bureaux de l'homme en place, du banquier, du commerçant; dans le cabinet d'étude du savant, de l'homme de lois, et même se faire sentir jusque dans l'élégant, l'agréable, le parfumé et mystérieux boudoir de la femme du monde à la mode, etc.; comment cette action malsaine peut aussi devenir nuisible ou funeste à la santé de tout le monde, selon les dispositions, les circonstances individuelles dans lesquelles on peut se trouver, soit que l'action s'étende jusqu'aux appartemens, comme je viens de le dire, soit que les individus séjournent quelque temps dans les quartiers, les rues où elle est plus intense; soit seulement qu'ils les traversent, et ces individus seront sous tous les rapports d'autant plus impressionnables, qu'ils seront plus faibles, plus délicats et moins habitués aux impressions malsaines.

Or, pour bien comprendre cette manière d'être, cette vérité, il faut savoir que l'air athmosphérique est un des principaux agens de notre existence, sans lequel la vie cesse et s'éteint promptement. Il faut savoir que, pour être un élément de vie, une source de la santé, cet air atmosphérique doit avoir certaines qualités qu'il ne peut perdre, qu'il doit se trouver dans telles conditions qui ne peuvent être changées, sans compromettre plus ou moins gravement la vie ou la santé de ceux qui le respirent.

Il faut savoir en outre, que ce même air atmosphérique, est ce qu'on appelle en physique et en chimie, un fluide élastique, extrêmement mobile, qu'il forme autour du globe, une couche épaisse au milieu de laquelle la terre flotte, nage, pour ainsi dire, se meut et opère ses révolutions; que de cette extrême mobilité, naissent, ce qu'on appelle les courans ou déplacemens d'air; que ceux-ci sont la source des vents ou les vents eux-mêmes quand ils sont fort violens, et suivent une direction déterminée; que cet air ou fluide élastique est facilement compressible à un haut degré; ce qui lui donne avec son élasticité, sa mobilité, la facilité de s'insinuer partout, d'envelopper, de pénétrer tous les corps de la nature, de les comprimer en tous sens, d'agir par cette pression sur eux d'une manière constante, mais variable pour le degré, selon une infinité de circonstances diverses, etc., etc.

Il faut savoir aussi, que cet air atmosphérique

est composé de deux fluides également élastiques et combinés ensemble dans des proportions qui peuvent varier à l'infini, sur une quantité donnée de cet air; qu'à son état de plus grande pureté, cent parties d'air atmosphérique se trouvent composées d'*oxigène* ou air vital, de vingt-un à vingt-trois centièmes; d'*azote*, d'environ soixante-quinze centièmes; le reste est formé de diverses vapeurs qui se trouvent mêlées avec ce gaz; que c'est là la combinaison la plus favorable à la respiration des poitrines saines; que plus donc, la composition de l'air atmosphérique s'éloigner acce type, moins cet air deviendra propre à la respiration, moins il aura pour la très-grande majorité des individus des qualités bienfaisantes.

Il faut savoir également que c'est l'*oxigène* qui est surtout nécessaire à la respiration, et que l'*azote* n'est dans cette fonction que pour modérer l'action du premier sur nos organes, laquelle action serait trop énergique si l'oxigène était long-temps respiré seul, ou à une plus forte proportion. Ainsi donc, toutes les fois que la proportion établie plus haut variera en plus ou en moins, sur une masse d'air circonscrite, qui servira à l'entretien de la respiration d'un certain nombre de personnes, il n'y a pas de doute, plusieurs d'entre elles pourront en être plus ou moins gravement affectées ou incommodées.

On ne doit pas non plus ignorer que l'air se charge d'une foule de substances, soit à l'état de vapeur ou aériforme, soit à celui de poussière, substances qui sont entièrement étrangères à sa composition et qui, en s'y mêlant, l'altèrent, le vicient, soit seulement en diminuant proportionnellement sur une masse d'air qui se renouvelle difficilement la quantité de l'oxigène, soit que ces substances possèdent elles-mêmes des qualités malfaisantes particulières, comme les miasmes marécageux, les émanations putrides, les divers principes de contagion, d'infection, etc., etc.

Que tous ceux donc qui savent ce qui vient d'être dit sur les principales qualités de l'air atmosphérique, s'observent un peu attentivement dans leurs rapports avec cet air, et ils acquerront bientôt la conviction que tout leur être est soumis à une double pression atmosphérique; l'une, intérieure, par la colonne d'air qui, au moyen du jeu de la respiration, pénètre dans la poitrine, dans l'estomac, et s'y tient dans un état réellement permanent, quoique cet air se renouvelle sans cesse, parce que dès que les poumons sont une fois distendus et développés par son introduction, il n'en sort jamais en totalité par l'expiration; l'autre qui, extérieure, se fait sans cesse par l'atmosphère entière, laquelle enveloppe toute la surface externe du corps et le comprime en tous sens. Ils ne tarderont pas à remarquer aussi, que cette pression varie selon les nombreuses et fréquentes variations dans la température, dans la pesanteur, la légèreté, la sécheresse ou l'humidité de cet air atmosphérique, dans son état *élec-*

trique ou orageux, etc., que toutes ces variations si différentes aussi pour le degré, exercent une très-grande action ou influence sur la santé des hommes, et ils verront combien s'abusent et se trompent d'une manière qui leur est très-préjudiciable, ceux qui ne peuvent ou ne veulent pas se persuader que cette influence est aussi prononcée, aussi étendue, ceux qui regardent tout ce que les médecins disent à ce sujet, comme une excuse qu'ils donnent de l'impuissance de leur art ou de leur incapacité, ce qui peut arriver sans doute ; mais ceux qui s'observeront ainsi, s'apercevront aisément que quand les médecins se plaignent de l'influence fâcheuse de l'air atmosphérique sur la durée, la gravité, la terminaison d'une maladie, que dans la très-grande majorité des cas ils ont raison. Qui ne sait d'ailleurs qu'il y aura toujours dans tous les rangs de la société, bon nombre de personnes auxquelles les explications simples et claires de la vérité ne peuvent inspirer aucune confiance ; que ce sont celles, par fois les plus saugrenues, les moins compréhensibles du pathos scientifique suranné, ou du commérage le plus absurde, qui les satisfont davantage ; aussi, n'est-ce pas ces sortes de personnes que je cherche à persuader.

De tout ce qui vient d'être dit sur l'air atmosphérique, il est facile de conclure, qu'il est essentiel à l'entretien de la vie, qu'il peut s'altérer et éprouver des changemens dans sa composition, par le mélange de matières qui lui sont étrangères et qui le rendent ou impropre ou moins convenable à la respiration : ce qui nécessairement doit nuire plus ou moins à la santé de ceux qui le respirent dans cet état ; que le mal qu'il fait dans ce cas, est toujours subordonné à l'âge, au sexe, au tempérament, aux dispositions particulières et présentes des sujets, à l'action des diverses circonstances au milieu desquelles on se trouve et qui ne sont jamais absolument les mêmes pour deux individus.

On conclura aussi, qu'à raison de sa fluidité, de son élasticité, de sa mobilité, l'air atmosphérique ainsi altéré ou chargé de matière nuisible, mêlé à des substances malfaisantes dont il se sature ou s'imprégne plus ou moins, peut les transporter avec lui à des distances très-variables ; aussi, d'après une foule de circonstances, il peut ainsi les promener de quartier en quartier, de rue en rue, les faire pénétrer dans toutes les maisons, dans toutes les chambres, dans toutes les poitrines, dans tous les estomacs, et même y produire des effets plus ou moins fâcheux et différens selon la nature, la quantité de matière étrangère qui se trouve mêlée dans l'atmosphère, et selon les circonstances individuelles aussi variables que les personnes.

De ces diverses dispositions et actions de l'air atmosphérique sur les populations, ressortent, ce me semble, des preuves suffisantes pour convaincre tout lecteur qui n'est pas voué a l'absurde, qu'il est de l'intérêt de la santé de tout le monde de respirer l'air le plus pur, le plus convenable possible; par conséquent de l'intérêt de chacun de seconder, autant que faire se peut, soit de sa personne, soit de sa bourse, soit de l'un et de l'autre, les efforts journaliers que fait l'administration pour opérer l'assainissement le plus complet de la ville et pour l'entretenir, surtout puisque nous sommes peut-être à la veille de voir arriver parmi nous la fameuse et funeste épidémie cholérique.

Or donc, et j'insiste là-dessus, que personne ne perde de vue, principalement dans les circonstances actuelles, que si l'air atmosphérique est naturellement pour tous une source commune de vie, de santé, il renferme parfois et pour tous aussi, des germes, des causes d'infirmités, de maladies, de mort, de destruction; que, hommes et femmes, jeunes et vieux, riches et pauvres, grands et petits, sots, gens d'esprit, homme de génie, etc., tout individu enfin, est intéressé à sa conservation, à celle des siens, par conséquent donc à assurer la pureté de l'air qu'on respire, à empêcher la formation de foyers d'infections qui le vicient, et à faire disparaître ceux qui peuvent exister.

D'un autre côté, en supposant même que les classes aisées et riches n'aient point à souffrir directement de l'insalubrité des quartiers malsains et populeux de la ville, ce qui, comme on l'a vu, est très-loin d'être vrai, il serait encore dans leur véritable intérêt de s'efforcer à fournir et à employer tous les moyens de les assainir; puisque, par les maux, les maladies que cet état insalubre fait naître, par les morts qu'il entraîne, les veuves, les orphelins se multiplient de jour en jour; les infirmes de même, ce qui, à chaque instant, accroît le nombre des nécessiteux, celui des mendians; partant, les charges de la ville augmentent, et sur qui tombent-elles ces charges, si ce n'est sur ceux qui sont dans l'aisance ou dans l'opulence? En outre, le mode mis en usage jusqu'à ce jour pour secourir la classe indigente, semble accroître les maux qu'il tend à faire cesser ou à diminuer; car les secours ainsi distribués ne font que soulager très-imparfaitement, très-passagèrement, et finissent par augmenter le nombre des mendians, en favorisant cette tendance qu'ont bien des gens à faire de la mendicité un métier, une industrie, en favorisant la paresse et le penchant que beaucoup ont à satisfaire toutes sortes de sensualités.

Aussi, je propose comme premier, comme le plus puissant moyen général d'assainissement et de salubrité pour la ville de Metz, la recherche immédiate d'un mode de secours pour les classes ouvrières et indigentes, qui puisse fournir du travail et un salaire suffisant aux uns, la nourriture et autres soins à ceux que leur âge, leurs maladies ou infirmités mettent dans l'impossibilité absolue de se livrer à un travail quelconque, de manière qu'on ne donne plus loin à favoriser les vices, l'inconduite, et par cela même à ne plus entretenir ou fortifier une vraie cause de désordres, comme cela arrive si souvent en faisant l'aumône au premier venu, au plus importun, au plus hardi, qui n'est certainement pas toujours celui qui a le plus besoin.

Mais jamais on ne pourra arriver à un pareil résultat, si heureux pour tout le monde, ne fût-il même encore qu'incomplet, qu'autant que (sans égard pour les opinions, les susceptibilités politiques et religieuses diverses), chacun avec bonne foi et zèle concourra à cette œuvre, participera à la mise en pratique de ce projet, par ses lumières, son activité, par des sacrifices pécuniaires proportionnés à ses facultés en ce genre et sa position sociale. Il faudrait qu'une commission composée d'hommes instruits et versés dans la science de l'économie sociale et industrielle, appartenant à toutes les croyances religieuses, à toutes les nuances politiques et capables d'inspirer par là de la confiance à tous, s'occupât sans retard, activement et exclusivement de cet objet, sous les auspices de l'autorité municipale qui devrait prendre l'initiative à cet égard.

Mais il faudrait aussi, pour seconder ce travail, pour le hâter, pour en favoriser la bienfaisante application, que d'un commun accord et d'un mouvement spontané, personne ou au moins la grande majorité, ne donnât plus rien aux mendians, que tout le monde fût bien pénétré du mal moral que l'on fait souvent à ceux à qui on donne ainsi, et par suite à la société tout entière. Car pour une charité ainsi faite, qui sera bien placée et fera un bien réel, il y en aura trente qui le seront mal, par les conséquences fâcheuses pui peuvent en résulter. Il faudrait donc enfin que tous les secours donnés à l'indigence, à la nécessité, au malheur, ne le fussent qu'à domicile.

Je désirerais alors que tous ceux qui seraient dans le cas de participer par leurs dons aux secours de bienfaisance, voulussent bien se déterminer à verser les trois quarts à peu près de ce qu'ils ont l'habitude de donner aux indigens pendant l'année, à la masse ou caisse de ces secours, se réservant ainsi, s'ils le veulent, encore l'autre quart pour des œuvres de bienfaisance particulières. De cette manière, on aurait chaque année des fonds assez considérables, qui mettraient dans la possibilité de venir réellement au secours des familles malheureuses et souffrantes.

Ainsi, par exemple, que sur une population de 45,000 habitans, 15,000 seulement pussent donner par année, et l'un portant l'autre, dix francs à la caisse des secours à domicile, on aurait tout de suite 150,000 francs par an, qui, réunis ainsi et formant un tel capital, seraient, sans aucun doute, d'une ressource plus certaine pour les ouvriers et les indigens, que distribués sous par sous, liards par liards, individuellement dans le cours de l'année; car, un instant après, l'aumône, ainsi faite, se trouve, pour la plupart, convertie en eau-de-vie, vins, pâtisseries ou autres friandises, ou bien employée à satisfaire tant d'autres plaisirs sensuels, dont plusieurs offensent la morale, la raison, et nuisent à la salubrité publique et individuelle.

Mais on ne peut mettre les choses sur ce pied, et leur faire prendre une pareille direction, qu'en faisant le dénombrement exact de tous les nécessiteux, qu'en faisant une sorte de classement, selon leur position approximative, et qu'en constatant tous les mois le mouvement ou les mutations qui s'opéreraient parmi eux, travail d'abord long, difficile, pénible et ennuyeux peut-être pour les commencemens, surtout s'il est entrepris et suivi avec tiédeur ou indifférence; mais j'ai devers moi la preuve qu'il serait encore assez facile, s'il était bien réparti, si on y apportait une ferme et bonne volonté d'opérer le bien, secondée d'une bonne méthode, d'une bienfaisance infatigable et de la bonne foi. Je ne demande qu'un ou deux hommes ou individus animés de ces sentimens, et cela par deux à trois rues seulement. Qu'ils y joignent aussi les capacités, l'intelligence nécessaires pour se livrer à ce genre de recherches. Au demeurant, il en est de ces soins comme de toute chose, si l'on se laisse arrêter par les premières difficultés, par les premiers obstacles ou dégoûts, on ne fait, on n'obtient jamais rien de bon.

Par ce classement, ce dénombrement des ouvriers, des nécessiteux, des indigens, on aurait une véritable statistique de la population, et on saurait à qui on doit donner, quoi et comment il faut donner pour arriver à de plus heureux résultats. Tout ce travail entraînerait nécessairement des communications assez fréquentes entre les classes indigentes et bon nombre de personnes des autres classes; communications qui, toutes de bienveillance, ne pourraient, de plus d'une manière, que tourner au profit du bien-être de tout le monde. D'un autre côté, naîtrait aussi de ces communications, une sorte de police morale et mutuelle, qui aurait également, à n'en pas douter, les plus heureux effets pour l'amélioration de la condition des classes pauvres, en les instruisant par l'exemple, par l'observation, par le raisonnement pratique, la meilleure, la plus sûre des instructions; et ce serait aussi pour les hommes de l'aisance et de l'opulence une occasion d'instruction, c'est-à-dire, d'apprendre à bien connaître ces ouvriers, ces indigens, à bien les juger, les apprécier en les voyant souvent et de tout près; car ils sont en général assez malconnus, on exalte, on exagère leurs qualités, leurs vertus, ou on les déprécie trop; là, comme partout ailleurs, il y a mélange de bon et de mauvais, et le bon sera de beaucoup dominant, dès que l'instruction y sera suffisamment répandue, parce qu'avec elle ces classes comprendront mieux leurs vrais intérêts; dès lors une sorte d'aisance ne tardera pas à se répandre parmi elles, et à en éloigner dans la même proportion, une partie des vices, des mauvaises habitudes, et par conséquent une grande partie aussi des causes d'insalubrité qui s'y rencontrent.

On peut, on doit croire que les cinq commissions établies dans la ville de Metz, par l'intendance sanitaire de la Moselle, feront beaucoup de bien sous le rapport de la salubrité ; mais je suis convaincu, que le nombre se trouve bien insuffisant pour opérer dans Metz cette espèce de révolution sanitaire que je voudrais y voir, et s'en serait une si la vraie propreté locative, si je puis dire ainsi, et la propreté corporelle se rencontraient partout. Ce serait trente à quarante commissions semblables qu'il faudrait dans Metz, au lieu de cinq, pour opérer cette sorte de révolution qui me paraît si nécessaire en ce moment ; il faut une surveillance active, soutenue et prolongée, pour que l'habitude de propreté s'introduise et s'établisse partout, pour déraciner cette malpropreté ou insalubrité profonde ; ce qui demande trop de soins, trop de détails pour que les cinq commissions y suffisent : peut-être feront-elles disparaître quelques insalubrités locales, mais elles n'influeront que bien faiblement sur les habitudes de la population. Et puis, je ne vois pas pourquoi les ministres des différens cultes, n'ont point été admis à faire partie de ces commissions. Eux aussi par état, sont appelés à toutes les heures du jour, dans l'asile du pauvre, du malheureux et de la douleur ; ils y portent aussi des secours, des soulagemens, des consolations, ils voient, ils ressentent aussi les causes d'insalubrité si multipliées qui naissent de la misère. Eux aussi, peuvent donc donner sous le rapport sanitaire, des renseignemens nombreux, éclairés et précis. Cependant, quand on a la ferme volonté d'opérer le bien, d'atteindre la vérité, de la découvrir, on ne doit pas négliger un des plus sûrs moyens d'y arriver, à l'égard de l'objet en question. D'ailleurs, l'influence que ces ministres des cultes exercent sur un grand nombre de personnes, dirigée au profit de la salubrité, pourrait, si ces messieurs voulaient s'en donner la peine, avoir des conséquences très heureuses.

Je le répète encore, il n'y a qu'à s'entendre, qu'à vouloir fortement, avec persévérance, et on réussira, et pour cela il ne faudrait pas la moitié de cette constance, de cette persévérance, du mouvement, de l'activité d'une volonté bien déterminée, dont on a fait preuve dans tous les partis, en politique, pendant ces derniers temps; mais je le redirai encore il faudrait bien se garder de chercher à faire prévaloir, de favoriser telle ou telle croyance religieuse, telle ou telle opinion ou système politique, car d'un acte de bienfaisance toute urbaine et municipale, on ne ferait qu'un instrument nouveau de divisions, de désordres, et par la même raison, d'insalubrité, comme on peut le concevoir.

Il conviendrait aussi, je pense, de mettre la police sur un pied plus actif, plus surveillant, de manière à faire exécuter scrupuleusement les ordonnances et réglemens qui sont souvent mal observés; et pour encourager les agens de cette police à bien remplir leurs fonctions, ne pourrait-on pas leur accorder une sorte de gratification sur les amendes, laquelle gratification serait proportionnée au nombre des délits et contraventions qu'ils auraient constatés, fait juger et condamner dans un temps qui serait déterminé ; et ne pourrait-on pas ensuite prononcer leur destitution, dès que les infractions aux ordonnances de police se renouveleraient un certain nombre de fois dans une rue ou un quartier, sans que les agens de cette rue ou quartier les eussent dénoncées ; car alors il y aurait là indifférence, négligence ou faveur ; par conséquent action condamnable, et surtout en récidive.

Je passe maintenant à des moyens de salubrités moins généraux ou plus particuliers, et j'observerai à ce sujet, qu'avoir indiqué en grande partie les causes spéciales d'insalubrité de la ville de Metz, c'est presque avoir indiqué les moyens qu'il faut employer pour les combattre, pour en neutraliser, en affaiblir les effets fâcheux.

Il est une chose bien digne d'attention, c'est que la ville est entourée et traversée par deux rivières qui ne se desséchent jamais entièrement ; que, outre les fontaines qui servent pour abreuver, presque chaque maison a sa pompe ou son puits, et pourtant, aucun courant d'eau n'est destiné ni employé à nettoyer les rues, les places ni leurs coulans, quoique beaucoup d'entre ces derniers contiennent constamment une eau vaseuse, croupissante, qui répand une odeur infecte, lesquels coulans ne pourraient être vraiment bien nettoyés que par un courant d'eau qui y serait dirigé tous les jours ou à volonté.

Ne serait-il donc pas possible, dans les circonstances actuelles, en attendant mieux, de faire servir à cet usage, dans divers points de la ville, les pompes ou puits des maisons, les fontaines, les canaux, les rivières, et cela sans entraîner de grands frais? Qu'on y prenne garde; de bien long-temps peut-être, les circonstances ne réclameront pas d'une manière aussi impérieuse le nettoiement entier, la propreté réelle de la ville. J'observerai que déjà plusieurs de ces pompes s'ouvrent sur la rue et dans des cours; ces dernières, par les conduits dont j'ai parlés, qui servent à charier les eaux sales de la maison, viennent aussi aboutir dans le coulant de la rue, et par là pour beaucoup d'habitans, il serait facile de diriger suffisamment d'eau dans ces coulans, afin de les tenir propres autant qu'il serait possible. De semblables courans d'eau devraient être dirigés aussi, plusieurs fois par jour, dans les égoûts, afin de les balayer, d'entraîner les immondices, de les empêcher de séjourner dans ces sortes de conduits, de les obstruer, d'y fermenter et de s'opposer par là à ce que les égoûts vomissent et versent dans l'air, par leur ouverture, une masse de miasmes putrifiés, produits vaporeux de cette fermentation, comme ces ouvertures le font dans les temps chauds et humides. Il ne faut que passer lors des chaleurs auprès de chacune d'elles pour s'en convaincre par l'odeur puante qui en sort.

Il serait également nécessaire pour la salubrité publique, que chaque mois dans les hivers pluvieux, et tous les quinze jours au moins dans les autres saisons, on ouvrît les vannes de la Haute-Seille pour nettoyer, par de forts courans d'eau, le canal de cette rivière qui traverse la ville, pour entraîner le limon que son eau vaseuse y dépose, ainsi que toutes les immondices que ce canal reçoit des maisons placées sur ses bords, des tanneries et des casernes en particulier.

Pour se conformer aux vrais principes d'hygiène et de salubrité publiques, ce n'est point par les rues habitées par la fortune et par l'aisance, en général toujours mieux entretenues que les autres, qu'il aurait fallu commencer le repavage de la ville, mais bien par celles qui réunissent le plus de causes et de conditions d'insalubrité, pour les soustraire au moins à celles qui résultent du dépavage, c'est-à-dire, à la plus grande malpropreté, à ces trous remplis d'ordures de toutes espèces, à ces flaques d'eau croupissantes mêlées de matières excrémentitielles qui répandent l'odeur la plus puante, et qu'on rencontre à chaque pas en traversant ces rues, qui pour quelques-unes, sont de vrais cloaques empestés ; je citerai notament la rue des Cloutiers, celle du Paradis, du Champé, des Écoles, Coffe-Millet, un passage qui se trouve entre la rue de la Fonderie et la rue Jurue. Il n'est pas nécessaire que ces rues soient pavées avec le grès d'un rouge violacé qui sert au pavage de Metz ; il s'agit de faire cesser tout de suite ces causes d'insalubrité dans toutes les rues où elles existent, comme on l'a fait pour la rue du Jardin-Botanique, par exemple, et ce qui prouve tout ce qui pourrait être fait pour la salubrité de la ville ; c'est tout ce que l'intendance sanitaire a fait exécuter depuis peu, sans être trop bien secondée par la population.

Il serait cependant bien urgent que, pour les rues et les maisons qui n'ont pas de lieux communs, on organisât un système de latrines portatives, dont le service pourrait se faire à peu de frais et régulièrement. Ensuite, ne plus souffrir que l'on satisfasse ses besoins en plein air, comme cela se fait encore, notamment dans la rue du Jardin-Botanique, malgré et en dépit de toutes les défenses nouvelles. Dans ce système de latrines, on pourrait comprendre des urinoires placés de distances à autres, et qui pourraient se dégorger dans les égoûts, canaux et rivières. Ils devraient être parfaitement nettoyés chaque jour par de nombreux et grands courans d'eau, surtout dans les saisons chaudes et humides. De pareils courans devraient être employés pour les canaux que j'ai indiqués et qui règnent le long de l'allée du rez-de-chaussée, dans beaucoup de maisons, qui servent d'urinoire pour les habitans de ces maisons et pour l'écoulement des eaux sales. Dans le temps de grandes chaleurs, il serait convenable d'arroser ce canal plusieurs fois le jour, avec une solution chlorurée. La pudeur, la morale, la salubrité ne pourraient que beaucoup gagner de l'emploi de tous ces moyens, de ces diverses mesures.

Pour la salubrité intérieure des maisons, surtout de celles qui sont bien peuplées, elle dépend de la propreté que l'on doit constamment y entretenir, et de la manière dont les habitations sont échauffées et aérées, plus ou moins bien exposées, plus ou moins clarteuses; ainsi donc, tous les habitans d'un quartier, d'une rue, d'une maison, d'un étage, etc., sont d'autant plus intéressés pour leur santé et celle de leurs enfans, à entretenir la plus grande propreté partout; rues, cours, allées, vestibules, corridors, escaliers, paliers, tout doit être d'autant plus approprié entièrement et journellement, que les rues et les maisons sont plus populeuses et qu'il y a plus de misère. Les ouvriers savent que c'est surtout pour eux que la santé est le premier des intérêts, puisque sans elle, on ne peut pas travailler, et que pour la rétablir, on dépense toutes ses économies. Que tous les habitans d'une maison, d'une rue, s'entendent donc, je le leur répète encore, pour les tenir le plus propres qu'ils le pourront; la santé et la vie même de la plupart d'entr'eux s'y trouvent attachées et en dépendent. Les chambres ou demeures proprement dites, à plus forte raison, doivent être entretenues avec une propreté soignée et soutenue; on devra avoir l'attention de les chauffer modérément en hiver, et d'ouvrir promptement la porte et la fenêtre pour renouveler l'air, s'il était trop chaud, ainsi que cela arrive facilement avec les fourneaux, ceux à houille surtout; car le passage subit de ce local échauffé au milieu de l'air froid de la rue ou des corridors est la cause de beaucoup de rhumes et autres maux, passage qui serait particulièrement dangereux si l'on avait à craindre le choléra. Ainsi, plusieurs fois le jour, on devra renouveler l'air des chambres ou habitations, n'importe dans quelle saison on se trouve; et dans les chaleurs de l'été, il serait bon de les arroser de temps à autre, ou d'y laisser toujours un vase à large ouverture rempli d'eau, afin de rafraîchir l'air sec et chaud. Ce vase serait même avantageux en hiver, à cause des feux de fournaux qui dessèchent subitement l'air d'une chambre. Si l'épidémie se développait dans les saisons froides, il serait convenable que ceux qui en ont la faculté et les facilités fissent usage des feux de cheminées plutôt que des feux de fourneaux, et brûlassent du bois plutôt que de la houille.

Quoique l'action des préparations chlorurées, sur le principe de transmission du choléra indien, ne soit pas encore bien déterminée, il n'y a aucun inconvénient à ce que tout le monde l'emploie chez soi; seulement une légère odeur, peut-être désagréable à quelques personnes, en résultera; mais, comme neutralisateur des miasmes animaux et comme désinfectant, il pourrait avoir les plus grands avantages, principalement s'il était employé par tout le monde; on peut suivre en cela les instructions de l'Intendance sanitaire du département de la Moselle; d'ailleurs, tout pharmacien indique la manière de l'employer, et cela coûte si peu !

En tous temps et toujours il serait nécessaire d'en tenir quelque préparation dans tous les lieux d'aisances et urinoires. Certes, l'odeur des chlorures est encore moins désagréable que celle qu'on enleverait, et elle n'est point du tout nuisible dans ce cas.

La propreté du corps et des vêtemens est encore une chose des plus importantes; on doit donc changer de linge de corps aussi souvent qu'on le peut, laver la peau fréquemment, soit par des bains tièdes, soit de toute autre manière, ayant soin d'éviter le froid dans les saisons rigoureuses et humides, et même en tout temps. La fréquence de ces lavages de la généralité de la peau, doit être subordonnée à la facilité qu'elle a de se crasser, et selon la nature des professions qui peuvent la salir. Lors de cette opération de propreté, on doit y joindre les frictions sèches, avec un morceau de laine ; ces frictions peuvent être employées aussi séparément et plus fréquemment. Il est des personnes dont la peau supporte péniblement l'impression de l'eau ; c'est à elles surtout que conviennent les frictions sèches.

Les conseils d'hygiène et de salubrité que l'on peut donner à l'égard de l'exercice des professions sont relatifs d'abord au temps de l'apprentissage, à l'âge, au sexe, à la force, aux goûts, etc., des sujets qui les embrassent: puis au temps où elles sont exercées, soit comme maître, soit comme simple ouvrier, ou comme professions libérales ou indépendantes. Sous le rapport de l'hygiène et de la salubrité, je diviserai les professions en trois grandes séries: 1°. celles qui sont absolument sédentaires; 2°. celles qui s'exercent en plein air extérieur; 3°. celles qui sont à la fois sédentaires et peuvent s'exercer aussi au dehors. On peut en outre les considérer suivant les influences que chacune d'elles exerce sur la santé d'après sa nature particulière; mais je ne m'engagerai pas dans cet examen qui me conduirait beaucoup trop loin.

On sait que fort souvent rien n'est plus léger, frivole et inconsidéré, que le motif déterminant qui porte à embrasser une profession de préférence à une autre, laquelle se trouve nombre de fois contraire aux goûts de celui qui s'y livre, en opposition directe avec sa constitution, avec l'état de ses forces, avec son degré d'accroissement, avec ses aptitudes personnelles, etc., circonstances qui alors deviennent des prédispositions à recevoir vivement l'impression de telle ou telle cause nouvelle et accidentelle qui portent le trouble dans l'état habituel de la santé, fait naître les maladies; d'autres fois ces dispositions organiques contraires à telles ou telles professions, en empêchant de réussir, et souvent de pouvoir travailler autant qu'il le faudrait pour pourvoir à la subsistance de toute une famille, conduisent à la misère, à tous les maux qu'elle entraîne, etc.

Une observation que je ferai en passant, c'est que, une infinité de gens exerçant l'état de manœuvre, que les travaux de la campagne s'ils voulaient bien s'y livrer, feraient facilement vivre, eux et leurs familles; ils quittent cependant les champs pour venir à la ville y faire leur état, espérant gagner beaucoup plus aisément et avec moins de travail, une existence moins pénible; mais qu'en résulte-t-il? c'est que souvent, ils gagnent moins d'abord, ou d'une manière moins soutenue, ou qu'ils dépensent plus, ou bien s'ils gagnent davantage, ils contractent à la ville, pour la plupart d'entre eux, des goûts, des défauts qui leur fournissent à chaque instant l'occasion de dépenser leur gain, et bientôt pour peu que le travail se ralentisse ou cesse, eux et leurs familles sont plongés dans la plus grande misère, dans les maladies, les maux de toutes espèces qui viennent ajouter aux charges déjà si nombreuses de la ville. Il faut espérer, que l'ouverture des cinq routes, sur laquelle le conseil général du département vient de délibérer, fera qu'on en appellera cet hiver un certain nombre hors de Metz, et que beaucoup d'entr'eux seront assez sensés pour aller où ils seront sûrs du gain de leur journée de travail; ils sentiront bien qu'il vaut mieux avoir une occupation régulière que de courir après quelques voitures de bois, de houille ou de grain qui se font quelquefois attendre plusieurs marchés de suite, pour se disputer les sacs ou les bûches lors du déchargement. Les professions sédentaires peuvent devenir nuisibles par le peu d'exercice qu'en général elles procurent, par diverses positions et mouvemens constamment renouvelés et prolongés qu'elles réclament, par l'air concentré, humide, frais ou trop chaud au milieu duquel elles s'exercent. Le meilleur conseil à donner, c'est de renouveler souvent l'air autant qu'on le peut, en toutes saisons, dans tous les temps; de tenir le local où l'on travaille, très-propre, de l'humecter dans les temps chauds ou quand on l'échauffe avec un fourneau, ou bien, tenir pleins d'eau des vases à large ouverture; le sécher quand il est trop humide, par des courrans d'air ou par le feu; enfin, c'est de faire de l'exercice en plein air aussi souvent qu'on le pourra et de la manière qui plaira et conviendra le mieux.

Celles des professions qui ne s'exercent qu'en plein air, exposent ceux qui s'y livrent à toutes les intempéries du climat, des saisons et des temps; par cette raison elles peuvent être cause d'une infinité de maladies. Mais très-heureusement, l'habitude dans ces circonstances émousse de beaucoup ces sortes d'impressions et il en résulte bien moins d'accidens qu'on pourrait le croire d'abord; cependant, il serait toujours très-prudent, surtout pour les personnes qui sont peu fortes, qui ne jouissent que d'une santé assez incertaine, si le temps est pluvieux, neigeux, brumeux et froid, de ne pas rester en repos assez long-temps pour se refroidir, principalement quand les vêtemens sont mouillés, soit de sueur, soit de l'humidité extérieure; il convient alors de s'agiter autant que le permet la nature du travail, jusqu'à ce que l'on puisse changer de linge et se mettre à sec. Il convient aussi de s'abriter, autant que faire se peut, des ardeurs du soleil, de ne pas trop suer, de ne pas trop boire d'eau en suant; d'éviter également dans ce cas de boire froid et à grands coups. On peut tempérer la soif la plus vive, déterminée par la sueur du travail, en mettant quelques gouttes de bonne eau-de-vie dans de l'eau fraîche, puis se rinçant la bouche avec cette eau alcoolisée, à diverses reprises, mais ne pas l'avaler, ou bien on peut en faire autant avec de l'eau vineuse; on peut même boire celle-ci quand on a sué abondamment: un peu de bon vin pur convient souvent très-bien, si on n'a pas l'estomac trop irritable. On peut également se rafraîchir avec de la bière, mais toujours pas trop froide. On ne doit réellement se permettre de boire froid que quand la peau et le linge sont secs; cependant si la soif était par trop impérieuse pour attendre, et que l'on n'eût à sa disposition que de l'eau très-froide, par exemple, il faut avoir soin de boire à petites quantités, prenant l'attention d'échauffer un peu le liquide, en le gardant quelques temps dans la bouche avant de l'avaler. La même précaution est utile toutes les fois qu'il est inconvenant ou dangereux de boire froid. Ces conseils s'adressent aussi aux personnes qui fréquentent les spectacles, les bals et les grandes réunions.

Pour les professions, tantôt sédentaires, tantôt extérieures et actives, les précautions indiquées pour les deux premières espèces, sont aussi applicables, selon les circonstances où l'on se trouvera ; mais dans tous les états on ne saurait trop faire attention à l'entretien de la transpiration, de la chaleur de la peau à un degré convenable ; car cette fonction et la sensibilité de l'enveloppe extérieure du corps qui est le siége de cette transpiration, se trouvent dans une relation ou liaison très-intime et indirecte avec l'exhalation vaporeuse qui sort de la poitrine, qu'on pourrait appeler aussi transpiration pulmonaire, avec la sensibilité des organes de la respiration ; il en est de même de l'exhalation et de la sensibilité dont l'estomac et les intestins, le ventre, sont le siége. De là les fréquentes maladies de poitrine et du ventre qui arrivent à la suite du refroidissement de la peau en général, ou de quelqu'une de ces régions ou parties, et notamment des pieds. On conçoit combien il serait nécessaire de s'observer scrupuleusement à ce sujet, si le choléra menaçait de tout près, ou s'il était au milieu de nous : si tout le monde doit prendre de semblables précautions, avec bien plus de raison ceux qui se livrent à des professions malsaines (spécialement celles qui s'exercent sur des substances animales, de même que les valétudinaires, les gens délicats, etc.), ne doivent-ils jamais les négliger.

A l'égard du régime alimentaire, je dirai que la

tempérance est la source de tous les biens, étant celle de la santé, celle de l'économie qui conduit à l'aisance et même à la fortune. Que l'intempérance est, par opposition, la source de tous les maux, puisqu'elle ruine la santé, épuise rapidement toutes les ressources, conduit au mépris, à la déconsidération de ses concitoyens, à toutes les peines morales et physiques, à l'abrutissement quand elle est poussée trop loin, et parfois à une mort anticipée ou prématurée en laissant toute une famille dans la plus affreuse misère, ou bien elle entraîne une vieillesse précoce, infirme, qui rend l'existence à charge à soi, aux siens et à la société toute entière.

Un régime régulier, un ordinaire pour toute la famille, est ce qui convient le mieux à la santé, dès qu'on est sorti de la première enfance. Pendant celle-ci, le régime sera également simple et substantiel, mais les alimens pourront differer de l'ordinaire commun, selon les phases de cette époque ou période de l'existence; on évitera que le régime lacté ou animal, soit l'un ou l'autre exclusif, on les variera, on alternera de l'un à l'autre. On évitera surtout pour cet âge, toutes les viandes trop nourrissantes et excitantes, comme la venaison, les viandes fumées, épicées, le vin trop généreux, les liqueurs spiritueuses, etc., de même que trop de fruits, trop de pâtisseries et de sucreries, etc. Cependant, cette régularité dans le régime général de la famille, ne doit pas être telle qu'on ne puisse en rompre de temps à autre la monotonie et l'uniformité par un petit extraordinaire qui est assez souvent utile à la santé, particulièrement lorsqu'il est assaisonné par une gaîté douce, née du sein d'une petite réunion rassemblée par la confiance, l'amitié, voire même l'amour qui a sa source dans les *sympathies morales.*

D'ailleurs, dans toutes les circonstances possibles, le choix, la nature des alimens et leur quantité, devraient être, autant que faire se peut, proportionnés et subordonnés à la faculté digestive plus ou moins énergique des individus, à leurs goûts, habitudes, constitution, tempérament, occupations, etc., sans pourtant se rendre esclave de ce choix. Ainsi, par exemple, le lard, le porc frais, toutes les viandes fumées, boucanées, épicées, salées; les poissons secs, marinés et salés; les poissons noirs et gras; les viandes noires, celles à fumet bien prononcé, ou venaison; les gros légumes, ceux qui sont farineux, comme choux, céléri, navets, pois, haricots en grains, fêves de marais secs, etc., ne doivent en général entrer que dans le régime des personnes fortes, robustes, qui ne connaissent jamais l'estomac par le sentiment pénible de digestions laborieuses et douloureuses, de celles qui se livrent à des travaux, des exercices soutenus du corps, habituels, souvent pénibles, fatigans qui entraînent de grandes pertes par la transpiration et autres excrétions, en raison des mouvemens rapides, répétés et vigoureux d'une vie qui, en grande partie, se passe en plein air.

Pour les personnes qui, au contraire, mènent une vie sédentaire, douce, qui exercent des professions paisibles, peu actives, qui se livrent aux travaux de l'esprit, aux grandes conceptions de l'intelligence, celles qui cultivent les beaux-arts, celles qui ont un estomac délicat, irritable, qui ont une grande susceptibilité nerveuse, doivent avoir un régime très-doux quoique substantiel ; les repas doivent être peu copieux, on doit plutôt les répéter : ainsi, bouillons, potages à la viande fraîche, au maigre, au lait, les viandes blanches, cuites, rôties, bouillies, grillées, les œufs, le poisson blanc, comme brochet, perche, etc., les légumes frais, légers, soit au maigre, soit au jus de viande ; les féculans, comme riz, pommes-de-terre, sagou, semoule, vermicelle, etc., etc. ; les pâtisseries légères, comme échaudés, biscuits, macarons, etc. ; quelques conserves, confitures de fruits au sucre, le tout avec modération. Tel est donc le régime qui convient à ces personnes susceptibles d'être facilement émues et par trop impressionnables. Elles doivent surtout éviter en général les grosses pâtisseries, les sauces, en particulier celles faites avec le beurre fort qui se vend sur les marchés ; enfin, les personnes délicates qui prennent peu d'exercice, devront se priver en général de tous les alimens que j'ai annoncés comme pouvant convenir aux individus très-forts et menant une vie active, de tout ce qui peut tourner à l'aigre, au rance dans l'estomac. Le repas devra se composer au plus de tro s ou quatre mets, afin d'éviter les effets souvent pénibles d'une digestion trop compliquée qui, alors, devient fréquemment laborieuse.

Ce régime adoucissant et légèrement fortifiant par l'usage d'une petite quantité de bon vin, conviendrait à bien des personnes, si le choléra s'établissait dans cette contrée, et il devrait être suivi pendant la durée de cette maladie, notamment, comme je l'ai dit, par les personnes sensibles et impressionnables, telles que les femmes, si elles se trouvent à l'époque de la puberté, aux périodes mensuelles, au retour d'âge; les enfans particulièrement, s'ils sont sous l'influence de la dentition ou de toute autre période d'accroissement. Les boissons stimulantes, spiritueuses, alcooliques, etc., devraient être interdites à tout le monde, dans ce cas, à moins cependant qu'on n'en eût une telle habitude que la privation en serait pénible et pernicieuse; alors on en diminuerait la consommation.

Quant aux personnes indigentes, il leur suffira le plus ordinairement, habituées qu'elles sont à de nombreuses privations, de se nourrir de tout ce qu'elles peuvent se procurer, d'éviter les excès en tous genres, et de s'abstenir d'alimens éminemment pernicieux, comme les fruits non mûrs ou gâtés, les viandes et légumes altérés, etc.

Mais à l'occasion des boissons spiritueuses et fermentées, je m'éleverai fortement contre cette dangereuse méthode, ce trop souvent funeste usage, qui portent beaucoup de gens, dès qu'il ressentent quelqu'indisposition, à prendre de suite de pareilles boissons, le plus ordinairement chaudes, afin de se fortifier, prétendent-ils, et de se faire suer. Une personne sur vingt en obtiendra peut-être d'heureux effets, les autres s'en trouveront mal, et la même personne qui aura employé ce moyen une, deux, ou trois fois avec succès, pourra bien en être emportée la quatrième fois, les circonstances n'étant plus entièrement les mêmes; c'est, si l'on peut s'exprimer ainsi, exposer, jouer sa santé, sa vie, sur une carte, sur un coup de dé.

J'en dirai autant à l'égard des remèdes secrets. Celui de Leroy par exemple : que ceux qui en font un usage habituel ou abusif, y prennent bien garde à l'approche du choléra, puisque sa manière d'agir est une sorte de choléra accidentel ou passager, qui, dans certaines circonstances, produit une secousse, une perturbation dans toute l'économie en général et dans tout le système de sécrétion, du ventre en particulier. Ces effets, suivis d'abondantes évacuations peuvent dans quelques cas être salutaires, obtenir des succès; cependant c'est toujours fort incertain, fort hasardeux, et l'on s'expose souvent à compromettre santé et vie. De même, les personnes habituées à se purger quelquefois, à se superpurger, enfin à se droguer, se médicamenter de toutes autres manières, si pendant la durée de l'épidémie cholérique, elles continuaient sur ce pied, elles s'exposeraient beaucoup à en être atteintes et peut-être victimes.

Il est un fait constant, c'est qu'une grande partie des maladies qui se remarquent sous nos latitudes tempérées, dans les climats à variations fréquentes et brusques de l'état barométrique et thermométrique de l'atmosphère, out pour causes primitives ou secondaires, directes ou indirectes, le peu de soin qu'en général on prend à suivre le mouvement de ces variations, dans la manière de se vêtir, ou de se mettre en mesure contre ces impressions; ce qui fait que bien souvent une température froide et humide trouve la population vêtue fort légèrement, parce que la veille, le matin même, l'air était chaud et sec, que le temps promettait d'être beau.

Il n'est pas besoin d'expliquer ici tous les effets fâcheux qui peuvent résulter pour la santé de beaucoup de personnes, de ce défaut de rapports entre leurs vêtemens frais et légers et le refroidissement, l'humidité subite de l'atmosphère. Ce qu'il importe ici, c'est de persuader aux individus peu forts, valitudinaires, infirmes, aux mères, aux personnes qui ont de jeunes enfans, des adolescens des deux sexes à soigner, à surveiller, notamment ceux qui atteignent l'âge de la puberté, pour les jeunes personnes surtout, les enfans qui sont dans des périodes prononcées d'accroissement, de dentition, aux nourrices, aux femmes à l'approche et pendant certaines époques, aux vieillards, etc., de surveiller que les vêtemens soient assez chauds en toutes saisons, dans tous les temps, pour mettre à l'abri de ces impressions qui résultent des variations atmosphériques, impressions qui, selon les dispositions des sujets, peuvent être vives, profondes, dangereuses et funestes. Les femmes particulièrement ont plus à souffrir du froid que les hommes; aussi pendant les saisons froides et humides, devraient-elles dans ce pays, porter des caleçons. Les pieds et les mains, en général, se refroidissent le plus facilement, le plus profondément. Les personnes à santé variable, à constitution délicate, doivent, à des époques menstruelles ou hémoroïdaires, les couvrir et les entretenir chaudement, le plus uniformement possible. Aussi, blâmerai-je sous ce rapport les chaussures fourées, les chauffe-pieds, les couverts trop chauds, car on concevra que dès qu'on a commencé à en faire usage, il ne faudra plus les quitter, si non, on s'expose à éprouver très-souvent et vivement l'impression d'une transition subite du chaud très-élevé à un froid vif, pénétrant et humide, à en supporter toutes les conséquences pénibles et par fois dangereuses. Hommes et femmes, pendant les temps froids et humides, doivent porter de fortes chaussures; des socqes par exemple, changer fort souvent de bas qui seront de laine ou de coton, et dans ces derniers, pour les personnes qui suent fortement aux pieds et qui se les refroidissent facilement, on peut mettre une semelle de laine, aussi épaisse, aussi fine que l'on veut. Au sujet des socqes, les cordonniers devraient bien s'évertuer, de trouver une chaussure en ce genre, à la fois chaude, pour tout le pied ou moitié de la jambe, en même temps commode et qui, avec cela, puisse encore conserver au bas à jours, au soulier de satin de nos dames, leur première fraîcheur et toutes leurs grâces ; avantage précieux qui doublerait le plaisir des salons, des bals, en lui enlevant une de ses épines qui par fois devient meurtrière.

Que dirai-je maintenant ici de l'influence de la morale sur la santé, sur la vie, le bonheur, le bien-être des populations en général, des familles, des individus en particulier, qui n'ait été dit et redit sous toutes les formes, dans toutes les langues par les moralistes, les médecins, les philosophes de tous les pays, ce qui, je crois, peut ainsi se résumer : Passions modérées, conduite prudente et sage, travail, exercice physique et intellectuel soutenus, proportionnés aux forces, ordre, économie, bonne foi, franchise, goût pour la vérité, partant pour l'instruction, désir et volonté de mettre en pratique, ce qu'on sait pour son bien et pour celui des autres. Ainsi, tels sont les principaux élémens moraux de la santé, du bien-être, du bonheur pour la grande majorité des hommes, constamment agitée par le mouvement progressif, rapide, et par fois confus d'une civilisation toujours croissante, toujours ascendante.

Pour ce qui concerne les différentes écoles, pensions, etc., qui se trouvent en grand nombre à Metz, je ne sais sous le rapport de l'hygiène et de la salubrité, jusqu'à quel point la police sanitaire peut intervenir à ce sujet ; mais je crois que si elle n'est point en droit de le faire directement, du moins doit-elle tenter une intervention indirecte, amicale, celle de la raison, de la persuasion ; celle enfin, de l'intérêt personnel d'accord avec l'intérêt public ; afin de déterminer à prendre à l'égard de ces sortes d'établissemens, les précautions de salubrité qui vont être indiquées, précautions qui, pour le dire en passant, peuvent s'appliquer à toutes les localités, dans lesquelles se trouvent rassemblé un certain nombre d'individus, comme dans les prisons, les hospices, les églises, les temples.

Pour de pareilles réunions, il faudrait toujours que les localités fussent d'une étendue proportionnée au nombre d'élèves ou d'individus qu'elles doivent recevoir. Qu'elles fussent placées le plus loin possible des lieux ou des causes d'insalubrité de la ville ; qu'on ne tolérât point, de ces écoles, par exemple, dans les quartiers les plus malsains, du moins dans les rues étroites, obscures, humides, dans les maisons les plus sales et les plus populeuses. Il faudrait que les salles d'étude fussent spacieuses, susceptibles d'être bien aérées, bien clarteuses, qu'elles prissent jour de manière à recevoir l'air et la lumière solaire directement du dehors et non d'une cour trop circonscrite, humide, obscure et sale. On devrait aussi exiger qu'elles fussent éloignées des latrines et de tout endroit qui répand quelqu'odeur malsaine ; que la maison fût toujours pourvue de lieux communs ; qu'à chaque fenêtre des salles d'étude, on plaçât un ventilateur, afin d'en renouveler suffisamment et continuellement l'air, toujours trop épais et trop échauffé. Il faudrait que ce local ne fût, ni la cuisine ni la chambre à coucher de la famille de l'instituteur ; que les enfans ni personne n'y mengeassent. Il convient surtout que la température de cette salle d'étude ne soit jamais que douce, pendant la classe et le temps d'étude ; on doit donc éviter de faire trop de feu en toutes saisons ; on doit même, dans les temps froids et humides, laisser éteindre totalement le fourneau ou le feu, quelque temps avant de faire sortir les écoliers à l'air extérieur. Dans l'intervalle de chaque classe, il faut, en ouvrant portes et fenêtres, établir pendant tout ce temps, de larges courans d'air. Il serait convenable et d'une bonne hygiène, que chaque jour de congé, on fît des fumigations, des lavages désinfectans dans ces sortes de chambres et sur les planchers, les parois et les meubles qu'elles renferment.

Enfin, les diverses préparations de chlorure peuvent être mises en usage à cet effet, telles qu'elles sont indiquées dans les instructions que l'Intendance sanitaire du département de la Moselle vient de donner aux habitans des villes et des campagnes.

Tous les pères et mères sont intéressés à ce que ces mesures de salubrité soient mises en pratique dans les écoles que leurs enfans fréquentent. Qu'ils se rappellent bien qu'il ne se passe pas une année, tantôt dans une saison, tantôt dans une autre, mais surtout par les temps froids et humides, sans que sur beaucoup de ces enfans il ne se développe quelqu'affection épidémique plus ou moins prononcée, plus ou moins grave, que même fréquemment plusieurs règnent à la fois, ou bien elles se succèdent; telles sont, la rougeole, la scarlatine ou pourpre, la variole ou petite vérole, la coqueluche ou diverses irritations du ventre, de la poitrine, convulsions, etc., de la tête ou du cerveau, avec ou sans maladies toujours dangereuses, qui emportent tous les ans un certain nombre de ces petits écoliers, et qui finissent par gagner et atteindre même les enfans, qui ne fréquentent pas ces sortes d'écoles. Nul doute, que les circonstances insalubres qui viennent d'être indiquées, et qui entourent ces petites créatures si sensibles, si impressionnables, n'aient une part très-active, dans le développement, la marche, l'issue de ces maladies.

J'en ai dit assez, je pense, pour démonter jusqu'à l'évidence au lecteur quelque peu attentif, qu'il n'est aucun point de vue sous lequel on puisse examiner et concevoir la question de salubrité d'une localité quelconque, mais notamment d'une ville grande et populeuse, qui ne soit une nouvelle preuve que le premier comme le dernier, le plus riche comme le plus pauvre de cette ville, ont leurs intérêts, de santé, d'existence, de fortune, d'affections de cœur, liés à cette question de salubrité, et à la manière dont elle sera comprise, dont l'état sanitaire sera entretenu, et à la coopération que chacun apportera pour le rendre et le maintenir ce qu'il doit être; vérité dont chacun, en ce moment plus que jamais, devrait être pénétré, que chacun devrait avoir présente à la pensée; et s'il en était ainsi, il y aurait toutes sortes de chances favorables pour éviter à cette cité la présence du choléra, ou au moins, pour en diminuer de beaucoup la durée et les effets meurtriers.

Un mot spécial sur cette épidémie fera la troisième et dernière partie de ces réflexions sanitaires, et en sera, en quelque façon, le résumé.

Troisième Partie.

UN MOT SUR LE CHOLÉRA-MORBUS.

Quand le choléra-morbus ne serait pas un aussi cruel ennemi de l'humanité, un aussi terrible agent de sa destruction, quand ce ne serait que par le fait seul de son développement, de sa marche, de son moyen ou de ses moyens de transmission, de la manière avec laquelle, depuis 14 ans, ce fléau parcourt un grand nombre de pays, de contrées si étendues, si divisées, si opposées sous tous les rapports, cette épidémie serait encore digne de toute l'attention et des méditations de tous les penseurs, de tous les vrais observateurs ; car n'est-il pas à la fois particulier et curieux de voir cette épidémie dans tous les climats, dans toutes les saisons, par tous les temps, sous toutes les latitudes, présenter à peu près partout le même ordre de symptômes, la même suite de phénomènes *morbides* ou maladifs.

Mais on ne pouvait espérer de débrouiller un peu ce véritable cahos qui résulte de tous les écrits, de tous les récits, les rapports, les annonces de tous les journaux, les opinions, les observations, les faits, les interprétations diverses qui, journellement, paraissent sur cette grave maladie et pour la plupart sous l'influence de préventions opposées, on ne pouvait obtenir rien de vrai, rien de concluant, rien de positif, dès lors rien de réellement utile à ce sujet, qu'en faisant pénétrer au milieu de cette confusion de matériaux épars, le flambeau de l'analyse et de la méthode ; qu'en se livrant avec un esprit impartial qui sait se tenir en dehors de toutes opinions préconçues sur les questions controversées, à des recherches multipliées et laborieuses, à un examen attentif et minutieux de tous les matériaux, afin d'en apprécier judicieusement toute la valeur, toute l'importance ; enfin, tout ce qu'ils peuvent avoir de vrai et d'utile, dans l'état où se trouve l'histoire du choléra indien ou épidémique.

Tel m'a paru être le résultat en partie obtenu par l'Académie de médecine de Paris, dans son travail sur le choléra, qui vient d'être publié par ordre du gouvernement, travail qui me paraît aussi avoir éclairé, autant qu'il est possible de le faire maintenant, la question de transmission de cette maladie. D'ailleurs, ce corps savant se trouvait seul en position de réunir assez de vraies lumières, de mettre en œuvre des moyens d'investigation convenables et suffisans pour trouver et rassembler tous les faits, tous les matériaux nécessaires pour traiter utilement aujourd'hui un pareil sujet. Aussi, ce qui me reste à dire de spécial sur le choléra ne sera guère, ne pouvant faire mieux, que la copie littérale durésumé de ce travail académique. Au surplus, ceux qui liront ceci et qui n'ont aucune connaissance de ce dernier ouvrage, ne seront pas fâchés, je crois, d'en trouver le résumé ici.

Le travail de l'Académie de médecine de Paris se compose de deux rapports, l'un du 26 et du 30 juillet 1831, l'autre du 13 septembre, même année.

RÉSUMÉ GÉNÉRAL

ET CONCLUSION DU PREMIER RAPPORT.

Après des recherches laborieuses, après un examen prolongé des documens péniblement réunis, après une étude approfondie des auteurs qui ont décrit le choléra-morbus dans les contrées diverses où il a paru, après une analyse raisonnée, critique, des faits nombreux rassemblés sur ce sujet, l'Académie, heureuse de répondre à la fois et aux sollicitudes du public et à la confiance du gouvernement, se hâte de mettre au jour le résultat de ses délibérations.

Le choléra-morbus est une maladie très-anciennement connue, étudiée de tous les temps et controversée par toutes les écoles.

Nos classiques l'ont tour-à-tour signalée à l'état de maladie *sporadique* ou de maladie se montrant en tout temps isolément, n'attaquant qu'un seul individu ou du moins n'en atteignant qu'un très-petit nombre à la fois.

A l'état de maladie catastatique ou de petite épidémie, attaquant plusieurs individus à la fois, sous l'influence d'une constitution médicale prononcée et prolongée tout ensemble.

A l'état de maladie endémique ou de maladie née sous l'influence de localités particulières aux climats chauds, ainsi qu'on le voit dans l'Orient, dans l'Inde, en Italie, etc.

A l'état d'affection symptomatique de série accumulée, de symptômes liés intimement à diverses maladies aiguës, telles que les fièvres billeuses graves, les fièvres typhoïdes, la fièvre jaune, les fièvres intermittentes, rémittentes, pernicieuses, etc.

Dans ces différentes circonstances et sous ces diverses conditions, le choléra ne s'est jamais montré transmissible. Jamais il ne s'est étendu au-delà des causes qui l'avaient provoqué; jamais il n'a franchi les limites dans la sphère desquelles il s'était manifesté. D'où cette conclusion rigoureuse, que le choléra n'est pas primitivement, naturellement, essentiellement transmissible.

A cela près de l'intensité, de la gravité, de la rapidité et des dangers, le choléra épidémique diffère peu du choléra ordinaire si anciennement connu.

Ainsi le choléra épidémique de l'Inde est, quant aux symptômes, le choléra-morbus des anciens. Les nombreuses descriptions que nous en possédons, comparées à la description laissée par Arêtée en font suffisamment foi.

Il n'est pas moins constant que le choléra observé en Russie offre les mêmes symptômes que le choléra de l'Inde.

Enfin, en Pologne, il n'a pas non plus un autre caractère.

Dans l'Inde comme en Russie, le choléra se trouve assez bien défini par les symptômes suivans, et l'on pourra toujours facilement le reconnaître à ces traits : douleurs épigastriques, anxiétés, vertiges, vomissemens répétés, selles fréquentes, les matières rendues d'abord composées de substances récemment ingérées, mais se montrant bientôt fluides, blanchâtres, floconneuses, crampes violentes, contractions des deux extrémités supérieures et inférieures, refroidissement du corps, suppression d'urine, la peau des mains et des pieds pâle, froide, humide, ridée, décomposition des traits, face hippocratique, affaiblissement et disparition complète du pouls, absence totale de la réaction vitale.

Sur ce point, la symptomatologie du choléra épidémique, tous sont d'accord. Dans les Indes orientales et occidentales, en Russie, en Pologne, partout les descriptions sont identiques.

Rien n'est plus variable au contraire que les relations transmises sur les caractères nécroscopiques de la maladie ; la méditation approfondie d'un très-grand nombre de cas particuliers, d'ouvertures cadavériques, que nous avons eus sous les yeux, mènent aux résultats qui suivent :

1°. Les lésions pathologiques, constatées à la suite de la mort, causées par le choléra dans l'Inde aussi bien qu'en Russie et en Pologne, sont légères, variables, diverses et même opposées.

2°. Dans un système d'organe donné dans le cerveau et ses dépendances dans le tube digestif et ses annexes, dans le cœur et les gros vaisseaux qui en partent ; ces lésions n'ont point de siége fixe, encore moins ont-elles un caractère arrêté.

3°. Dans un grand nombre de cas, les observateurs les plus scrupuleux affirment n'avoir trouvé aucune altération appréciable.

4°. Très-souvent aussi les lésions décrites n'offrent aucun caractère déterminé ; elles ne sont pas autres que celles qu'on observe après la mort venue à la suite de quelques maladies aiguës, de celles surtout qui se font remarquer par l'effrayante rapidité de leur marche et par la promptitude de leur meurtrière terminaison.

5°. On affirme généralement, que plus la maladie était grave, c'est-à-dire, plus la mort avait été prompte, et moins était sensible pour l'observateur les lésions pathologiques.

6°. L'intensité des lésions variables trouvées après le choléra, a été souvent en raison directe de la durée de la maladie.

7°. Un fait assez fréquemment constaté dans l'anatomie pathologique du choléra de l'Inde, c'est la matière crêmeuse blanche que l'on trouve à la surface des membranes muqueuses.

Le choléra, quant à sa nature, est une maladie complexe. Il est une complication résultant d'une altération profonde du système nerveux et d'un mode particulier de l'état catarrhal, réunis à des degrés variables.

L'un et l'autre de ces états morbides, sont susceptibles de dominer au point de réclamer plus particulièrement l'attention du médecin, suivant les complexions individuelles, les époques différentes de la maladie, etc.

La prédominance de l'état catarrhal sur l'état nerveux et, réciproquement, change principalement avec les périodes de la maladie.

Dans la première période, c'est ordinairement l'affection nerveuse qui l'emporte : dans la seconde période, les symptômes de l'affection catarrhale viennent surtout en saillie.

Presque toujours cependant, les deux périodes s'unissent, se mêlent, se confondent avec elles, se mêlent et se confondent aussi les caractères phénoménaux des deux états pathologiques. C'est là la maladie poussée à son plus haut point d'intensité. Il est besoin de toute l'attention, de toute la sagacité de l'observateur éclairé pour saisir ces nuances.

La maladie est naturellement très-grave, les individus privés des secours de l'art, succombent presque toujours. Les chances de salut sont d'autant plus grandes, que le médecin a é é appelé plus près de la période d'imminence, ou plus près de l'invasion de la maladie et que la méthode de traitement employée, se trouve plus en rapport avec les formes spéciales que la maladie revêt dans les cas particuliers.

Sur plusieurs des points que le choléra a ravagés, on a publié des résumés de statistique, donnant le nombre relatif des malades, des morts et des guérisons avec les chances numériques probables de chacune de ces terminaisons ; mais les données sur lesquelles sont basés ces résultats numériques, sont telles que l'Académie ne voudrait même pas prendre sur elle la seule responsabilité de la citation.

La logique des faits se réunit à la logique des doctrines, pour indiquer qu'on ne saurait assigner un traitement uniforme et encore moins un remède spécifique, applicable à tous les cas de choléra.

Les individualités, qui modifient d'une manière marquée les états morbides, exigent que l'on modifie aussi en conséquence les agens thérapeutiques.

Les seuls conseils généraux que l'on puisse exprimer sur ce point, doivent se résumer en indication clinique.

Ranimer l'innervation générale, l'augmenter et en rendre la distribution plus uniforme, plus régulière ; exciter, réchauffer les surfaces refroidies de la peau, relever les forces, telles sont les indications capitales dominantes du choléra épidémique.

Attaquer ensuite l'état catarrhal à l'aide des moyens dont l'expérience a consacré les heureux résultats, constitue une autre indication analytique qui n'a guère moins d'importance.

Combattre enfin les symptômes en raison de leur urgence, de leur prédominance rélative, voilà l'indication secondaire, symptomatique ; celle-ci ne veut pas être plus négligée que les autres.

Les moyens capables d'atteindre ce triple but varient suivant les individus, suivant les périodes de l'épidémie, etc. Il n'est donné qu'à la lumineuse pénétration et au tact exercé des médecins, de s'élever aux applications qui appellent le succès.

Le choléra qui nous occupe est remarquable et redouté par-dessus tout autre maladie en raison des funestes extensions qu'il a prises. A partir de la fin d'août 1817 jusqu'à ce jour, le cholera né dans le delta du Gange, s'est étendu depuis le Bas-Bengale, son berceau, jusqu'à l'île Maurice et à l'île Témore, près de la Nouvelle-Hollande, dans la direction du sud. Vers le levant, il s'est manifesté à Kussuchou, ville Russe à l'est de Pékin et à Pékin même. Du côté du nord, il a gagné les frontières de Sibérie et Astrankan jusqu'à Archangel; enfin, au couchant, il a attaqué Moscou, St.-Pétersbourg et toute une ligne qui s'étend de Dantzig à Olmutz, et s'abaissant un peu vers le sud, il s'est établi au cœur de la Pologne, à la suite des masses russes qui couvrent ce pays (et j'ajouterai que, se reportant et s'étendant presque en même-temps au sud-est et au nord-ouest, il a paru à peu près dans le même moment à Vienne et à Berlin, vers les premiers jours de septembre; puis, ensuite, s'est développé à Magdebourg, à Hambourg, enfin au nord de l'Angleterre).

La maladie a donc envahi successivement une immense étendue de pays, selon toutes les plages de l'horizon, pendant des saisons opposées et dans des climats bien différens.

La maladie, ainsi l'indique l'immense majorité des faits, s'étend, se propage surtout par voie épidémique sous l'action de causes déterminantes dont les principales sont : l'humidité, combinée tantôt au chaud, tantôt au froid, la fréquence des variations athmosphériques ; les grandes agglomérations d'hommes, les campemens et les marches des corps considérables de troupes, les excès de la table, la débauche, la malpropreté, la misère, l'habitation des lieux bas et humides des demeures mal ventiliées ou encombrées, soit d'hommes, soit d'animaux, les violentes agitations de l'âme, les alimens et les boissons de mauvaise qualité, de difficile digestion et facilement fermentessibles.

On peut espérer de se préserver de la maladie en se tenant à l'abri des causes que nous venons d'indiquer.

Encore que le choléra, dont nous venons de tracer l'histoire, soit primitivement, essentiellement épidémique, on doit cependant inférer des faits que, dans certaines circonstances, il a pu se propager par migration de personnes ; et quand ces faits n'auraient de valeur que pour suggérer des soupçons, ou pour faire naître des doutes, un devoir sacré obligerait encore de s'y arrêter, d'ordonner des mesures et de prendre des précautions en conséquence : ainsi le veut la prudence des nations.

Le choléra-morbus, nous l'avons vu, arrive surtout à la suite de grandes agglomérations de troupes, par les privations, les fatigues, les excès qu'entraîne la vie de l'homme de guerre, etc.

Le deuxième rapport de l'Académie qui est du 13 septembre, ainsi qu'il a été dit, a pour objet d'adresser des conseils aux autorités administratives, aux médecins et aux citoyens de tous les rangs et de toutes les classes, dans le cas de menaces du fléau meurtrier ou dans le cas d'invasion.

Je ne rapporterai ici que les conseils adressés aux citoyens, le travail de l'Académie étant ou devant être entre les mains des principales autorités administratives et de tous les médecins.

CONSEILS AUX CITOYENS

EN CAS DE MENACE.

Les devoirs de l'administration et les fonctions des médecins, dans la double circonstance de la menace et de l'invasion de la maladie sont difficiles et pénibles.

Au milieu de ces conjonctures, la première obligation pour les citoyens, c'est de se prêter avec empressement à seconder les administrateurs et les médecins dans la haute tâche qui leur est imposée. Il ne faut pas un grand effort de raison pour s'élever à cette conséquence que, dans des circonstances semblables, le salut de la société est la suprême loi, et que pour arriver à sauver des populations entières, chacun doit faire le sacrifice d'une portion de son temps, de sa fortune et même de sa liberté. Ce concours de tous, toujours si facile à exciter entre des Français, ne manquerait pas surtout dans ces calamités s'il en était besoin.

L'expérience l'a prouvé plus d'une fois dans les épidémies ; le désordre et le tumulte ajoutent à tous les dangers. La maladie gagne un plus grand nombre d'individus ; les symptômes acquièrent plus de gravité, les secours sont plus difficiles et moins efficaces, et la mortalité prend un funeste accroissement. Que les citoyens s'associent donc aux autorités administratives pour éviter des désastres ajoutés à d'autres désastres. En tout temps, l'ordre public, la tranquillité générale, sont une condition nécessaire de la prospérité et du bonheur ; en temps d'épidémie, ce sont des moyens efficaces de préservation et de salut.

Tant que nous serons sous l'empire de simples menaces, il ne faudra guère en France, où règne en général une bonne hygiène, il ne faudra guère s'écarter de la vie ordinaire. Il y aura même tout avantage à ne rien changer aux habitudes générales, du moins pour les personnes qui se trouvent en santé parfaite et qui ont continué de vivre d'une manière régulière et saine.

Et j'observerai à cette occasion que, par la même raison, toute personne qui vit au milieu de circonstances malsaines, doit s'empresser de les changer ; afin de se préparer et se mettre en état de résister à l'influence productrice de la maladie et à la maladie elle-même, si on en était atteint.

CONSEIL AUX CITOYENS

EN CAS D'INVASION.

Mais si la maladie venait à éclater, une propreté plus soigneuse, plus recherchée que de coutume et sur le corps des individus et dans l'intérieur des maisons se présenterait naturellement comme un des premiers besoins de cette époque.

L'habitude non interrompue des frictions sèches ou aromatiques, l'usage des bains légèrement excitans, un exercice suffisant, mais sans grande fatigue, tous moyens capables d'entretenir dans un degré convenable les fonctions de la peau, seront d'une grande utilité.

Il faudrait surtout éviter soigneusement les suppressions de transpiration, les refroidissemens, l'exposition à l'humidité, à la pluie, aux intempéries de l'air et plus particulièrement à celles que la nuit amène.

Que le corps, et spécialement les reins, le bas-ventre et les flancs soient très-habituellement couverts de flanelle portée immédiatement sur la peau ; que les pieds soient, par tous les moyens nécessaires, garantis du froid et de l'humidité : le froid et l'humidité des pieds sont une des causes les plus fréquentes du dérangement des fonctions intestinales.

On s'attachera également à maintenir dans une disposition favorable, les fonctions digestives ; il faudra trouver dans la nature des alimens et peut-être aussi dans le choix de quelques substances médicamenteuses accessoires, de légers toniques, des excitans diffusibles à des degrés proportionnés aux besoins des diverses complexions individuelles. Une nourriture presque toute animale, aura à titre de préservatif un effet salutaire. Le bœuf, le mouton, le gibier, les œufs, le pain de froment, des légumes frais en petite quantité et l'eau rougie. Voilà les bases générales de toute alimentation salubre. Il faudra éviter les viandes non faites, les viandes fumées, les salaisons, le poisson non frais, la pâtisserie, les légumes aqueux, les fruits peu mûrs, les crudités.

De toutes les boissons, l'eau rougie est la plus convenable. Mieux vaudrait encore le vin étendu des trois quarts d'eau gazeuse de Bussang, de Saint-Pardoux, de Saint-Goudou, de Seltz. De légères infusions froides de quassia, de houblon, de mélisse, de vervaine odorante, etc., pourront remplacer l'eau gazeuse.

Sur toute chose, il faudra éviter les boissons spiritueuses et tous les excès de table : une indigestion, même légère, durant le règne du choléra, produit la maladie presque à coup sûr.

L'abus du vin, de l'eau-de-vie, et des liqueurs

spiritueuses, cause presque inévitablement le choléra; on ne saurait trop le répéter aux personnes qui se livrent quelquefois à ces excès.

On l'a observé dans les divers pays où cette maladie a régné. Tous les individus placés dans la sphère d'activité qui lui est propre, ont eu la constitution modifiée de telle sorte qu'il en résultait constamment une diminution plus ou moins notable des fonctions cutanées, des fonctions digestives. Il sera donc essentiel, en cas de menace, d'aller au devant de cette impression et d'en prévenir le développement.

Toutes les personnes vivant dans la sphère d'activité du foyer épidémique qui échappent au choléra, éprouvent cependant, quoique à des degrés différens, la fâcheuse influence de l'épidémie. Cette influence se trahit sur les populations envahies, par un malaise général, par des vertiges fréquens, par des défaillances poussées jusqu'à la syncope, par des maux d'estomac, par la constipation, par des borborygmes, par des anorexies, par des inappétences, par une diarrhée légère, en un mot, par un trouble universel des fonctions intestinales. Cette influence, poussée à un plus haut degré, se trahit aussi par des lassitudes spontanées, cet anéantissement des forces musculaires qui signalent si fréquemment l'imminence des maladies graves et celles surtout qui appartiennent aux fièvres nerveuses, plutôt qu'aux maladies inflammatoires.

Dans une telle modification de la santé publique, les individus pris d'indisposition, même légère, se hâteront de réclamer les conseils de l'homme de l'art.

En médecine comme en moral, il est plus aisé de prévenir le mal que de le réparer ; et dans cette circonstance, les secours de la médecine sont particulièrement efficaces contre cet état qui n'est plus la santé et qui n'est pas encore la maladie.

Aussitôt que l'on se sent atteint des premiers symptômes de la maladie, et en attendant l'arrivée du médecin, il faudra de suite chercher à ranimer l'action vitale affaiblie, à réchauffer les surfaces refroidies du corps par tous les moyens disponibles. Des bains aromatiques, ou même spiritueux, avec la précaution de bien sécher et de bien réchauffer le corps après le bain ; le rayonnement du calorique sur les différentes parties de la peau, en faisant promener, par exemple, sur ces surfaces, mais à distance, un fer à repasser suffisamment échauffé ; des sinapismes répétés en assez grand nombre, et bien d'autres moyens analogues, rempliront ce premier but.

A l'intérieur on pourra prendre une infusion aromatique chaude, quelques gouttes d'éther sur du sucre, un mélange de deux gouttes d'essence de menthe et d'une goutte de teinture de Rousseau, dans une cuillerée d'eau sucrée, quatre à cinq gouttes d'huile de cajeput dans une demi-cuillerée d'eau de menthe, une cuillerée de sirop d'éther, quelques gorgées de limonade raffraîchie ou même des morceaux de glace dans la bouche, pourront calmer les vomissemens. Tous ces moyens donneront le temps d'attendre et d'exécuter les prescriptions spéciales des hommes de l'art.

Des frictions avec l'alcool et l'essence de térébenthine, avec l'huile de cajeput, avec l'esprit de vin camphré, remédieront momentanément aux douleurs des membres.

Ce que nous avons dit ailleurs du traitement de cette maladie, soit dans le rapport soit dans l'instruction, pourra servir de guide ultérieur aux personnes assez intelligentes pour savoir en profiter.

Que les individus qui ne sont pas assez sainement logés pour un tel état de maladie, ou qui ne seraient pas certains de trouver chez eux les secours nécessaires, se hâtent de se rendre dans les établissemens que l'administration aura fait disposer; on en a fait le calcul en Russie: entre les individus de la classe peu aisée traités à domicile, et ceux de cette même classe traités dans les établissemens salubres préparés pour cela, l'avantage a été immense du côté de ces derniers; la maladie durait moins long-temps, les douleurs étaient moins vives, les accidens moins intenses et les guérisons plus nombreuses et plus promptes. Pour la guérison de cette maladie il faut souvent des bains simples ou composés, des bains de vapeurs aromatiques, et de tels secours ne se trouvent pas aisément dans les maisons particulières.

Le choléra épidémique n'attaque pas tous les individus sans exception qui se trouvent placés sous son influence; il faut, pour être atteint, une disposition particulière du corps, une aptitude déterminée à la contracter. C'est cette disposition, cette aptitude que donnent éminemment la frayeur, la malpropreté, les excès de table ou de tout autre genre, l'abus du vin, de l'eau-de-vie, des liqueurs, le refroidissement et l'humidité; et c'est ainsi, qu'en évitant ces causes générales d'insalubrité, on se garantit du choléra. Cette prédisposition spéciale, cette susceptibilité, en dehors des circonstances que nous venons d'énumérer, manque chez un très-grand nombre d'individus. Elle manque chaque jour davantage, à mesure que l'épidémie se porte sur les populations plus éclairées, plus aisées et plus amies de la propreté.

Chaque jour on lit dans les journaux politiques, de nouvelles annonces de préservatifs du choléra et de spécifique contre cette maladie. Le public doit se tenir en garde contre ces fastueuses promesses de préservation et de guérison. Leur moindre inconvénient serait de donner une fausse sécurité et de distraire l'attention des secours réellement utiles. Si l'expérience faisait connaître des remèdes plus généralement efficaces que ceux que nous connaissons déjà, si elle signalait quelque préservatif assuré, l'Académie aurait grande hâte d'en prévenir officiellement le public.

A titre de préservatif, nous conseillerons en outre de tout ce que nous avons déjà dit sur la propreté, nous conseillerons de se laver fréquemment les mains avec une solution affaiblie de chlorure de chaux, une partie de chlorure sur cent parties d'eau. On peut employer également tous les chlorures désinfectans : des fumigations fréquentes ou même continues, par les vapeurs du chlore, à l'aide des divers appareils répandus dans le commerce, ou même sans appareils, en dégageant le chlore des chlorures, au moyen du vinaigre.

C'est cependant avec mesure, c'est avec intelligence, qu'il faut user des chlorures ; on pourrait, en les prodiguant, donner naissance à des surexcitations nuisibles.

Après l'épidémie cessée, que l'on se garde bien de suspendre entièrement les mesures préventives ; des faits en grand nombre attestent que la maladie s'est reproduite une seconde fois dans le même lieu, souvent même avec plus de gravité, avec plus d'intensité que lors de la première invasion. Il faut aussi soumettre à une convalescence plus ou moins longue, et à un régime plus ou moins sévère, les pays qui viennent de subir le choléra. La durée de toutes les autres conditions de cette convalescence des lieux, s'il est permis de s'exprimer ainsi, devra être réglée par les gens de l'art, qui, eux-même, prendront conseil des circonstances dépendant actuellement de l'épidémie.

De grands nettoyages exécutés dans l'intérieur des maisons et des appartemens après l'épidémie, des lavages à grande eau sur les murs avec l'eau de chaux, le lessivage des rideaux, la sérénation des meubles, constitueront autant de mesures dont la pratique deviendra incontestablement utile.

Souvent, après l'épidémie, chez les individus qui en ont été atteints, et quelquefois aussi sur ceux qui n'ont eu à subir que la simple influence épidémique dont nous avons parlé ailleurs, on remarque un affaiblissement, une altération considérable des fonctions gastro-intestinales; de notables dérangemens de la digestion, la diarrhée, la dyssenterie, une constipation opiniâtre viennent attester les grands ravages causés dans l'économie par le choléra épidémique; de telles dispositions de santé appellent de grands soins.

Et à l'égard de cette influence épidémique qui modifie diversement ou du plus au moins les individus, je demanderai si cette influence épidémique se circonscrit absolument et réellement dans la localité où se développe le choléra, et si elle est entièrement étrangère à cette multiplicité d'irritations catarrhales du ventre, que chaque médecin a été à même d'observer dans nos contrées, depuis quelque temps, au caractère insidieux que plusieurs d'entr'elles ont présenté et à la terminaison funeste, prompte, subite, inattendue, que quelques-unes et que même diverses autres maladies ont eu. Ceci est un point qui mérite aussi toute l'attention, toute l'étude, toutes les méditations du praticien et de l'observateur.

Je terminerai ces réflexions par une dernière observation, c'est que, en méditant bien l'épigraphe placée au commencement de ce petit travail, épigraphe qui est la pensée d'une des têtes le plus fortement, le plus éminemment géométrique, d'un des esprits le plus profondément penseur et observateur qui ait existé, on trouve la raison des nombreuses difficultés à vaincre pour arriver à l'entière et parfaite connaissance de tout ce qui est relatif au mode de propagation et de transmission de traitement du choléra épidémique; difficultés qui se rencontrent également à l'égard de toutes les causes des autres maladies et même de toute espèce de phénomène de la nature, difficultés qui sont la source de l'émulation parmi les esprits laborieux, qui font ressortir le génie qui en a su vaincre quelques-unes qui, enfin, sont aussi la source de toutes les sciences, de toutes les connaissances, de toutes les erreurs humaines, de tous les systèmes et de toutes les doctrines.

FIN.

ERRATA.

INTRODUCTION. Pag. vj, lig. 12, au lieu de *on risquerait*, lisez *sans risquer:*
Idem. Pag. xij, lig. 15, au lieu de *contagion*, lisez *maladie.*
Idem. Pag. xiij, lig. 19, lisez *parmi les classes.*
PREMIÈRE PARTIE. Pag. 16, lig. 16, au lieu de *fort souvent très-froid*, lisez *très-froid : fort souvent.*
Idem. Pag. 21, lig. 21, au lieu de *ensuite aux alimens et*, lisez *ensuite s'altère.*
Idem. Pag. 22, lig. 5, au lieu de *se rectifie, s'assainit*, lisez *ce qui cependant se rectifie.*
Idem. Pag. 31, lig. 24, au lieu de *peser*, lisez *penser.*
Idem. Pag. 32, lig. 18, au lieu *de son courant*, lisez *de lui.*
DEUXIÈME PARTIE. Pag. 58, lig. 27, au lieu de *loin*, lisez *lieu.*
Idem. Pag. 66, lig. 15, au lieu de *dernières*, lisez *premières.*
Idem. Pag. 76, lig. 12, au lieu de *indirecte*, lisez *directe.*
Idem. Pag. 82, lig. 15, au lieu de *couverts*, lisez *couvets.*
Idem. Pag. 86, lig. 11 et 12, lisez *de la poitrine, de la tête ou du cerveau, avec ou sans convulsions, etc., maladie toujours.*
TROISIÈME PARTIE. Pag. 88, lig. 1re., au lieu de *divisées*, lisez *diverses.*
Idem. Pag. 108, lig. 9 et 10, lisez *de propagation, de transmission et de traitement.*

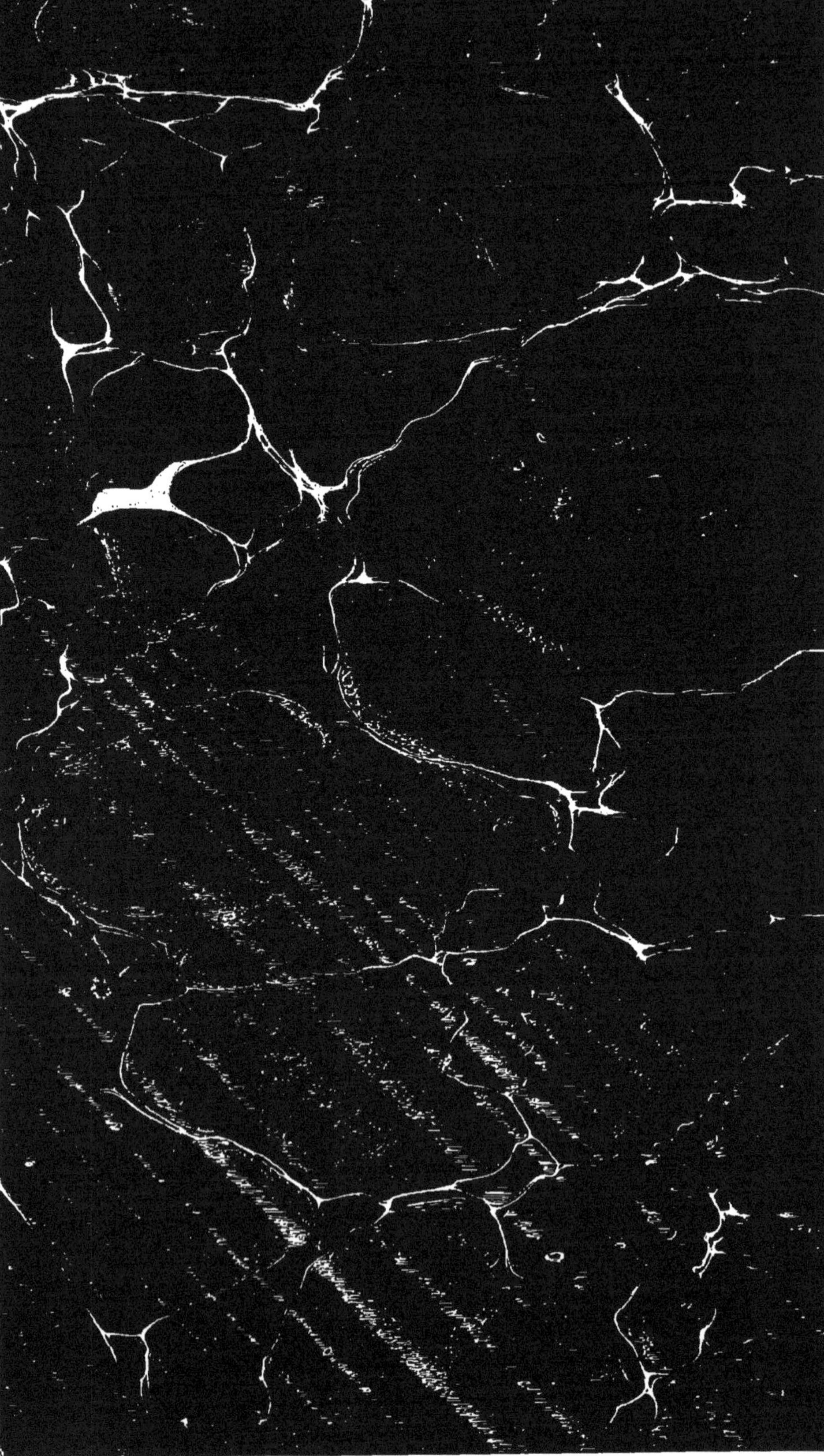

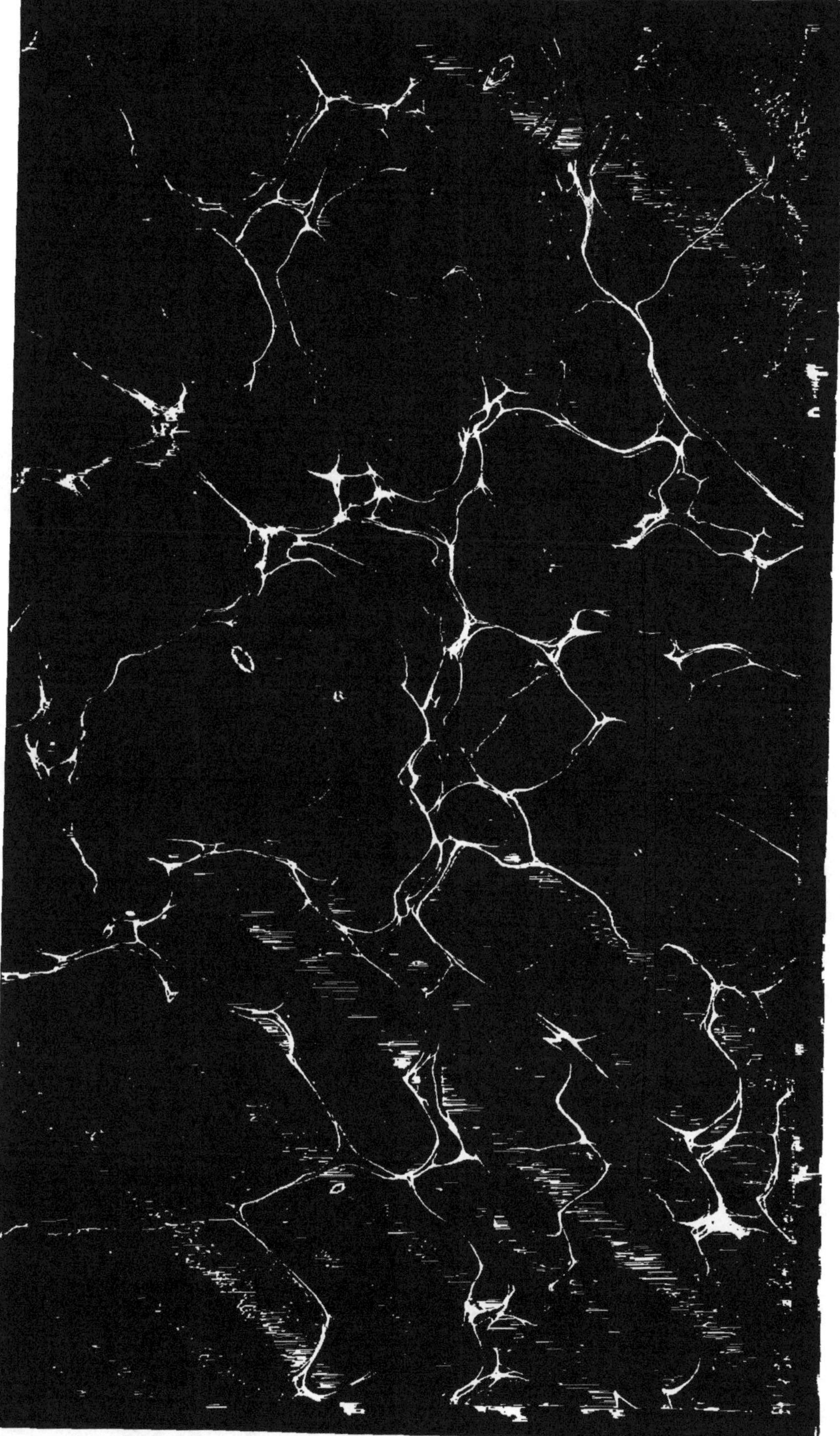

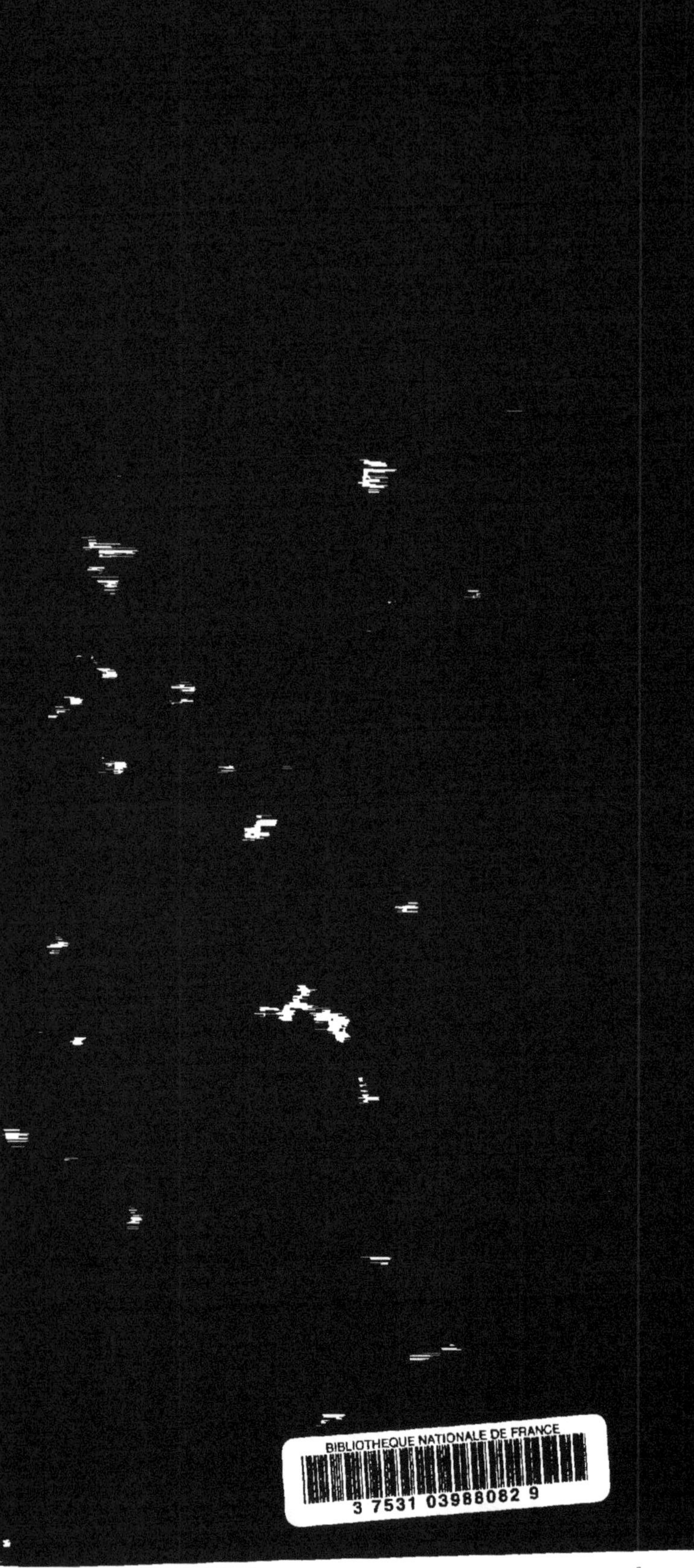

www.ingramcontent.com/pod-product-compliance
Ingram Content Group UK Ltd.
Pitfield, Milton Keynes, MK11 3LW, UK
UKHW021907260726
13966UKWH00006B/1052

9 782011 912985